脾胃病论治集要

——杜长海医论医案经验集

宗湘裕[主编]
杜长海[主审]

中医古籍出版社
Publishing House of Ancient Chinese Medical Books

图书在版编目（CIP）数据

脾胃病论治集要：杜长海医论医案经验集 / 宗湘裕主编 . —北京：中医古籍
出版社，2019.6

ISBN 978-7-5152-1663-8

Ⅰ . ①脾…　Ⅱ . ①宗…　Ⅲ . ①脾胃病－中医临床－经验－中国－现代

Ⅳ . ① R256.3

中国版本图书馆 CIP 数据核字（2019）第 042894 号

脾胃病论治集要——杜长海医论医案经验集

宗湘裕　主编

责任编辑　王晓曼　周　平

出版发行　中医古籍出版社

社　　址　北京东直门内南小街 16 号（100700）

电　　话　010-64089446（总编室）010-64002949（发行部）

网　　址　www.zhongyiguji.com.cn

印　　刷　北京博图彩色印刷有限公司

开　　本　710mm×1000mm　1/16

印　　张　10.5

字　　数　139 千字

版　　次　2019 年 6 月第 1 版　2019 年 6 月第 1 次印刷

书　　号　ISBN 978-7-5152-1663-8

定　　价　48.00 元

脾胃病论治集要
——杜长海医论医案经验集

编委会

主　编　宗湘裕

副主编　杨天翼　葛秉宜

编　委　（以姓氏笔画为序）

　　　　王佳宁　王　亮　田艳军　白洪涛

主　审　杜长海

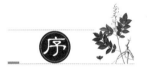

序

　　杜长海，杜老，中医名师，京城怀柔人，幼喜医，每见村中被治愈的患者，对医生充满感激之情，心中非常羡慕，于是立志学医，成为一名受人喜爱的医生。

　　中学毕业后，他考入北京中医学院（现北京中医药大学）中医专业，求学期间勤于学习，求知若渴，跟随多名中医名师学习。1975年毕业后，他回到了乡镇卫生院，为缺医少药的乡村医疗卫生发挥力量。其勤于实践，善于思考，待患者如亲人，深得百姓认可，未及而立之年已在当地享有盛誉。1979年他被调入北京市怀柔县（现怀柔区）第一医院任中医科主任，1984年被调入怀柔县中医医院（现北京中医医院怀柔医院）任内科主任，1998年晋升为中医内科主任医师，后又任怀柔区中医医院业务副院长。荣任中华中医药学会内科专业委员会委员、北京中医药学会脾胃病专业委员会委员等职。2007年他成为怀柔区中医医院首批老中医专家学术经验继承工作指导老师，

2009 年成为首批北京市中医药"薪火传承3+3工程"基层老中医传承工作室指导老师，第二批全国基层名老中医药专家传承工作室指导老师，第一批、第二批怀柔区师承工程指导老师，获评首届怀柔名老中医、突出贡献医师奖。

杜老从医四十余载，学验俱丰，熟悉《伤寒论》《金匮要略》《黄帝内经》《脾胃论》等经典，勤求古训，博采众长，取各家学说之长为己用。1985 年在北京中医药大学东直门医院跟随全国脾胃病名家董建华教授、田德禄教授学习，深得真传。在治疗脾胃病的临证中，他形成了自己的学术思想：其一，以通降为总则，辨证论治，随证加减，善药对，喜经方；其二，治胃必调气血，根据证机而定调气与活血之孰轻孰重，或调气以和血，或调血以和气；其三，辨证与辨病相结合，宏观与微观相结合，整体治疗与局部治疗相结合，将胃镜下对病灶的表现作为中医望诊的延伸，在宏观辨证的基础上结合镜下黏膜的情况，进行辨证论治，从而提高了临床疗效；其四，在临床上诊治病人，强调注重保护胃气，在运用大寒大热药物时，保护好胃气。他积极开展科学研究，探讨医学难题，注重实际与理论的结合，由他亲自主持或主要参与的科研课题曾获国家中医药管理局科技进步奖1项、北京市中医管理局科技成果奖2项、怀柔区科技进步奖12项。他在省市级以上期刊发表论文22篇，学术会议交流论文6篇。

"凡大医治病，必当安神定志，无欲无求，先发大慈恻隐之心，誓愿普救含灵之苦。若有疾厄来求救者，不得问其贵贱贫富，长幼妍蚩，怨亲善友，华夷愚智，普同一等，皆如至亲之想……"这是药王孙思邈的行医宗旨，杜老也一直用实际行动履行着这一宗旨。对待每一名患者，他始终坚持"想患者之所想，急患者之所急，帮患者之所需"。他在临证中用方"简、验、效、廉"，并怀有"悬壶济世心，妙手回春艺"，在北京、河北等地享有盛誉。他治疗胃肠病的经验方"理气通降汤""扶中四神汤""愈疡汤"都有独特的功效，获多项局级、区级科技成果奖项。

杜老退休后依然坚持在医院门诊工作，他淡泊名利，不忘初心，继续为中医药事业的薪火传承而无私奉献。

对名老中医药专家的学术思想和临证经验进行研究，是中医继承工作中最重要的组成部分，中医药学术的传承、创新，始终是中医药事业发展的核心。本书系统介绍了杜老四十余载的经典案例、临证经验和心得体会，期望对有志于学习中医药的年轻后生有借鉴作用。

首都医科大学附属北京中医医院院长

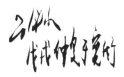

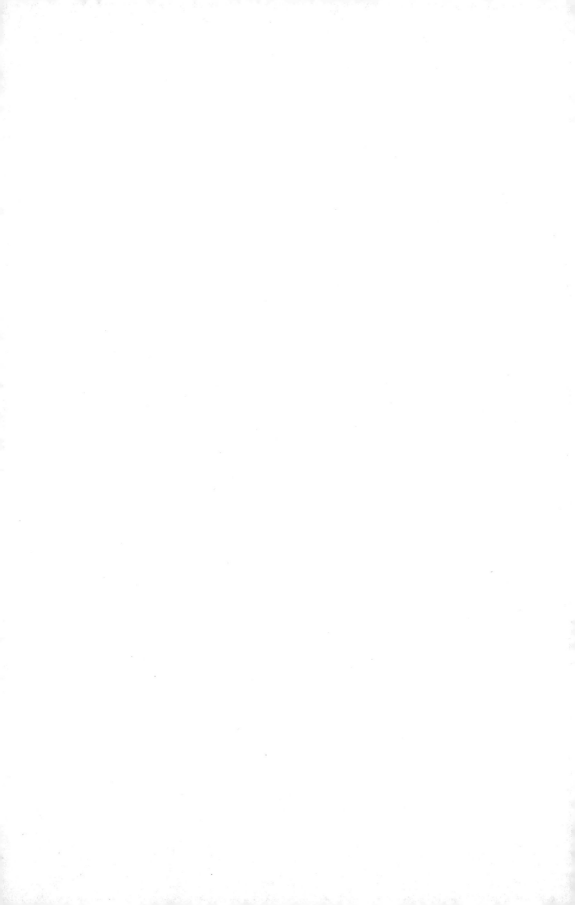

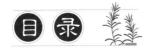

目 录

验案精选

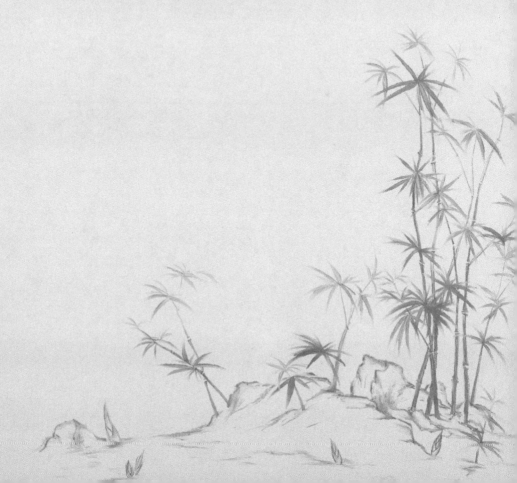

医论精选

一、治疗脾胃病常用药对举隅

中药的配伍应用中，最基本的形式是两味药的合用，即所谓"药对"。"药有个性之特长，方有合群之妙用"，方剂临床疗效的发挥，很大程度上取决于中药的配伍。杜老对诊治脾胃病颇有心得，尤其在用药时更精于配伍，善用药对，以提高疗效。"用药如用兵"，观其处方常用药对，看似平淡，实则寓意深刻。现将杜老临床常用药对总结如下。

1. 白术与苍术

白术甘温，益气健脾，燥湿和中，功擅健脾，补多于散。苍术苦温，燥湿化浊，升阳散郁，长于燥湿，散多于补。《本草通玄》曰："苍术，宽中发汗，其功胜于白术；补中除湿，其力不及白术。"二者伍用，其燥湿健脾之功更著。杜老临床多用于治疗寒湿内停之带下清稀、色白量多；脾胃不健，湿邪中阻之食欲不振、纳差、呕吐、胸脘满闷；湿邪下注，水走肠间之腹胀、肠鸣、泄泻等症。

2. 青皮与陈皮

该组药对源于《景岳全书》之化肝煎。青皮苦辛温，入肝胆气分，辛散温通，苦泄下行而奏疏肝理气之功。陈皮辛苦温，辛行温通入肺脾气分，有健脾和中之功。二药伍用，乃肝脾同治之常用组合。杜老临床多用于治疗两胁不舒，胸腹满闷，胃脘胀痛，每遇恼怒或不顺之事则加重者。

3. 枳壳与大腹皮

枳壳味辛苦，理气宽中、行滞消胀，用于治疗胸胁气滞，胀满疼痛，食积不化，痰饮内停，胃下垂，善治上中焦之气滞。大腹皮辛微温，质体轻浮，辛温行散，专行无形之滞气而理气宽中、利水消肿。两者配伍，枳壳性寒，善治上中焦之滞，大腹皮性温，善治中下焦之气滞，一寒一温，一上一下，相互促进，达到行气消胀、利水消肿之目的。杜老临床多用于腹胀大如鼓、腹水或湿热夹滞者，可行气消胀、利水消肿，增强祛滞除满的力量。

4. 佛手与香橼皮

佛手善疏肝理气、和胃止痛，用于治疗肝胃气滞、胸胁胀痛、胃脘痞满、食少呕吐。香橼皮善理气宽中、和胃化湿，主治脾胃气滞湿阻、胸脘闷胀、胁肋胀痛、食欲不佳、恶心、呕吐等病症。 二药配伍应用，能疏肝解郁、化湿行气。临床多用于胃脘胀痛属肝胃气机不和者。

5. 炙猥皮与九香虫

炙猥皮甘平，入胃、大肠经，能祛瘀止痛、活血止血。九香虫咸温，归肝、脾、肾经，能理气止痛。二药合用，相辅相成，气行则血行，血畅则气顺，既可理气解郁，又能活血化瘀，气血并治，有较好的止痛作用。临床多用于肝郁气滞、血行不畅，夹有血瘀的胃脘疼痛者。

6. 黄芩与黄连

黄芩、黄连被称为"姐妹药对"。《医宗金鉴》名曰二黄汤。黄芩味甘，性微温，入脾、肺经，其皮黄肉白，质轻升浮，入表实卫，为升阳补气之圣药。黄连味苦，性寒，入心、肝、胃、大肠经，其大苦大寒，为泻心火、除湿热之佳品。黄芩清热燥湿，泻火解毒，止血，安胎；黄连清热燥湿，泻火解毒，止利。黄芩苦寒，善于清肺、大肠之热；黄连苦寒，善泻心火，除湿散郁。二药配伍，增强清热燥湿，泻火解毒之功。临床多用于治疗脾胃湿热证、大肠湿热证。

7. 麦芽与谷芽

谷芽、麦芽皆入脾胃二经。麦芽甘而微温，消食和中，具生发之气，能助胃气上升，行阳道而资健运，《日华子本草》云其能"温中，下气，开胃"。谷芽甘温，健脾开胃，和中消食，《本草纲目》谓其"快脾开胃"，《本草经疏》云其"具生化之性，故为消食健脾、开胃和中之要药也"。两药均具有生发之气，配伍应用，升发脾胃之气，开胃健脾，相得益彰。临床对食积不消、纳谷不馨、脘腹胀满等症用之效佳。杜老认为谷芽、麦芽虽为同类之品，功效相似，实有区别。麦芽消食力强，而亦有舒肝气、行滞血之功；谷芽能生津液、益元气。麦芽消面积，谷芽消米食，临证之时，当详察病情，分而使用。

8. 苍术与厚朴

该组药对源于《太平惠民和剂局方》之平胃散，二药同治湿阻中焦诸症。苍术兼健脾，故湿阻兼脾虚食少便溏者多用，为治湿阻中焦之要药；厚朴兼行气，湿阻兼气滞胀满者宜之，并治脾胃气滞，为消除胀满的要药。二药合用则燥湿运脾、行气和胃。临床多用于湿滞脾胃，症见脘腹胀满、怠惰嗜卧、不思饮食、呕吐恶心、嗳气吞酸、肢体沉重、自利、舌苔白腻而厚、脉缓者。

9. 厚朴与枳实

该组药对源于仲景承气汤。枳实苦辛微寒，气香味厚，性勇猛，善破气除痞，消积导滞，兼以行气化痰。厚朴苦辛温，归脾、胃、肺、大肠经，有燥湿、行气、消积之功，但尤以行气滞、散实满、燥湿浊见长。临证对寒热互结中焦，气机不利，郁而痞塞不通所致之心下痞满，或伴呕吐，肠鸣下利，舌苔腻而微黄者效佳，亦多用于大便秘结属腑气不畅者。

10. 陈皮与竹茹

该组药对源于《金匮要略》中的橘皮竹茹汤。陈皮理气和胃；竹茹甘而微寒，清胃腑之热而降逆止呕。二药合用寒温相济，清胃热、和胃气、降呕逆，多用于治疗胃虚有热，胃失和降之泛恶欲呕、嘈杂似饥等症。

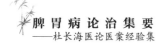

11. 百合与乌药

该组药对源于《时方歌括》中的百合汤。百合甘寒柔润，敛阴润燥；乌药辛开温通，理上下之气。同时，百合性寒，能制乌药之温，防胃阴耗损，两药相伍，寒温共使，刚柔并济，故而奏效。临床多用于因肝胃不和兼有郁热伤阴，而致胃脘胀痛久而不愈的顽固性胃痛者，常有奇效。

12. 川楝子与延胡索

二药配伍即为金铃子散。金铃子又名川楝子，苦寒降泄，善入肝经，功善疏肝泄热、行气止痛。《本草纲目》称其治"心腹痛及疝气为要药"。延胡索辛散、苦泄、温通，活血行气，长于止痛。《本草纲目》言："延胡索能行血中之气滞，气中之血滞，故主治一身上下诸痛。"二药相使配伍，一温一寒，寒温并用，一疏气分之郁，一行血中之滞，气血并行，为行气活血止痛的常用药对，常用于肝经郁热、胃气不和而致胃脘胀痛者。临床上治疗胸腹胁肋疼痛，无论偏热、偏寒、气滞、血瘀者均可使用。

13. 陈皮与半夏

陈皮与半夏相配为二陈汤。二陈汤源于宋代的《太平惠民和剂局方》。半夏辛温燥烈，功善燥湿化痰、降逆止呕。陈皮辛苦而温，长于理气健脾、燥湿化痰。两药合用，半夏得陈皮之助，则气顺而痰自消，化痰湿之力尤胜；陈皮得半夏之辅，则痰除而气自下，理气和胃之功更著。两者相使相助，共奏燥湿化痰、健脾和胃、理气止呕之功，多用于脾胃病因脾胃虚弱而水湿不化，酿生痰湿者。此方虽平淡，但临床用之最多，符合"脾喜燥恶润"的特点，亦有较好疗效。

14. 白术与白芍

该组药对源于《丹溪心法》之痛泻要方。白术甘苦温燥，入脾经，功能健脾燥湿，以助运化，兼能补气安胎。白芍酸寒柔润，入肝经，长于柔肝养阴以藏血，并能缓急止痛。《本草纲目》曰："白芍同白术补脾。"二药配伍，相使为用，可于土中泻木，共奏调肝和脾、补气养血安胎之功效，用于治疗脾虚肝旺之腹痛腹泻、脘闷胁胀、食欲不振，肝郁脾虚之胸胁郁闷不舒等症。

15. 白术与枳壳或枳实

该组药对源于《脾胃论》之枳术丸。白术功能健脾补气，枳壳或枳实破气消积除痞，二者相配，用于治疗脾虚不运、中焦气滞而食少脘胀痞闷之证，为攻补兼施之法。该组药对补气而不滞气，破气而不伤正，用之常获良效。临床可根据病人虚实轻重不同，调整枳壳或枳实与白术之用量。临床对肠蠕动减弱所致大便秘结者，用白术配枳实，效佳。

16. 半夏与生姜

该组药对源于仲景小半夏汤。半夏、生姜性味相同，均辛温燥散，具降逆、止呕、和胃、化痰之功。两药配伍，协同为用。半夏降逆止呕为主，生姜化水止呕为辅，且又具温中化饮之功，二者相互协同而增强和胃止呕之效。另外，半夏为有毒之品，生姜可制半夏之毒，制其所短，展其所长，可使半夏更好地发挥和胃降逆作用。临床用于水饮停胃而见呕吐清水痰涎、苔白腻等症。《金匮要略》中以二药组成的生姜半夏汤和小半夏汤可治痰饮内停、呕吐、反胃等。

17. 半夏与麦冬

该组药对取叶天士"益胃汤"之意。半夏燥湿化痰、消痞散结，其性辛燥；麦冬甘寒，能养阴益胃。二者相配，则麦冬可制半夏辛燥之性，半夏可防麦冬之滋腻碍胃，用于脾胃夹湿又伴胃阴不足者，既能燥湿和胃，又不伤胃阴。

18. 半夏与茯苓

该组药对源于《备急千金要方》之半夏茯苓汤。半夏辛温，功善燥湿化痰、和胃降逆、消痞散结。茯苓味甘淡，长于补脾，利水湿，且补而不腻，利而不猛，既能扶正，又可祛邪。脾喜燥而恶湿，湿去则脾运，痰涎无以为生。两药相伍，一为温燥化湿，一为淡渗利湿；一为降逆止呕治其标，一为健脾和中治其本，共奏健脾利水、燥湿化痰、利水宁心之功。临床多用于治疗脾虚湿停、胃气不降之脘痞腹胀、呃逆呕吐、大便溏泻或咳嗽痰多等症。

19. 黄连与吴茱萸

该组药对源于《丹溪心法》之左金丸。黄连苦寒，清热泻火；吴茱萸辛热，温中和胃。二药同用，泻肝降逆和胃，清火调气散结。一清一温，苦降辛开，以收相反相成之效。临床常用于治疗胃炎、食管炎、胃溃疡等属肝火犯胃者。

20. 干姜与黄连

该组药对源于《伤寒论》之半夏泻心汤。其中干姜辛热，温中散寒力专；黄连苦寒，清热燥湿力强。干姜辛开温通，黄连苦寒降泄，二药配伍，辛开苦降，一温散，一寒折，共奏除寒疾、清郁热、止呕逆之功。临床上主治寒热互结、脘痞胀满，症见中焦寒热错杂、脘痞噫气、呕恶、舌苔淡黄而腻者。

21. 桔梗与枳壳

桔梗辛以入肺，性主升，善开肺中痰浊郁滞；枳壳苦泄下降，理气宽胸，能泄胸膈郁结之气。二药配伍，一升一降，一宣一散，疏理气机，宽胸利肺，调和脾胃。临床上多用于治疗气机郁滞所致的胸膈满闷，或肺郁失宣、大肠气滞的腹满便秘者。

22. 炒白术与怀山药

该组药对源于张锡纯《医学衷中参西录》，炒白术能缓和燥性，健脾利水；怀山药能补中益气、养阴补肾。炒白术补脾阳，怀山药补脾阴，二药合用，补脾之阴阳，临床上用于治疗脾肾不足之泄泻。

23. 柴胡与白芍

柴胡辛散，主入气分；白芍酸柔，主入血分。柴胡疏泄肝气而和肝用，白芍涵养肝血而补肝体。柴胡得白芍之柔，舒肝气而不致疏泄太过，耗肝之体；白芍得柴胡之散，补肝血而不致郁遏气机，碍肝之用。杜老认为"肝主藏血，又主疏泄，体阴而用阳"。二药相伍，正合"本郁达之"之旨，且有疏柔相济、动静结合、体用兼顾之妙，方如《太平惠民和剂局方》之逍遥散、《景岳全书》之柴胡疏肝散。

二、治疗脾胃病用药特点

脾胃为后天之本，气血生化之源，气机升降枢纽，"为五脏之中心"，在人体生命活动中占有重要地位，与一切疾病发生有密切关系，故有"四季脾旺不受邪"之说。脾主运化水谷，胃主受纳腐熟，其功能相当于消化系统，涉及消化、吸收、代谢等功能。杜老善治脾胃病，临证中用药灵活，药量轻巧多变，疗效显著。现将杜老治疗脾胃病的用药特点总结如下。

1. 升降同施

脾胃同居中焦，共司运化之职，其中脾气主升，将水谷精微上输心肺；胃气主降，使糟粕秽浊从下而出。二者一升一降，维持机体气机协调，使气血得以输布全身。若脾升胃降功能失调，则会产生一系列病理现象，如脾气下陷，就会出现泄泻、脏器下垂等病症，治宜升举脾气，方用补中益气汤最宜；如胃气上逆，则可出现呕吐、呃逆、嗳气等症，此时宜和降胃气，在辨证方中加旋覆花、制半夏、枇杷叶、紫苏梗、厚朴等，一旦气机通畅，机体自然调和；如脾升胃降同时失调，用药则升降并举。升者常以升麻、柴胡、苍术为主；其中升阳多选黄芪、白术、防风；升清则取葛根、荷叶；降者当以代赭石、降香、沉香、枳实、紫苏梗、白芍等。

2. 燥润同用

脾为阴土，喜燥恶湿；胃为阳土，喜润恶燥。二者阴阳有别，喜恶各异，故临床注重"燥湿温阳化之，滋阴润降柔之"的原则，治疗从燥从润亦不同，正如叶天士所谓："太阴脾土，得阳始运，阳明燥土，得阴则安，盖以脾喜刚燥，胃喜柔润也。"脾病易生湿，湿邪多困脾，故治脾宜燥湿，用药常选淡渗之茯苓、泽泻、薏苡仁，芳化之藿香、佩兰、白蔻仁以及燥湿之半夏、陈皮、厚朴、苍术等。然此类芳香辛燥之品，均易耗伤脾胃之阴，为防其弊，杜老时常酌情选加山药、扁豆、石斛、麦冬、玉竹等甘润之品使之刚柔相济，既能燥湿，又不伤阴。而阳明胃土性虽刚燥，但仍需津液濡润，方能腐熟水谷。故胃病多见阴液匮乏、燥热结实，治宜滋阴润燥，常用沙参、麦冬、玉竹、石斛、生地黄、玄参等甘润之品以润之；若见燥实内结，则用郁李仁、火麻仁、苦杏仁、瓜蒌仁以润肠泻实，加槟榔、芒硝、大黄以清热泻实。但如方中纯投甘凉滋润之品、苦寒泻实之属，则既易生脾湿，又易碍脾运，因此多适当佐以白术、陈皮、厚朴、茯苓等健脾化湿之药，以制约其滋腻碍脾之性，且一般不用熟地黄、山茱萸等滋腻厚重之品。

3. 辛开苦降，寒温并调

药物之性辛可开发行散，苦能降泻通利，凡味辛、甘，性温热之阳药，多能升散向上；味酸、苦，性寒凉之阴药，多能沉降向下。杜老指出，脾胃同居中焦，有阴脏阳腑之别，罹病有易寒易热之殊，胃为阳腑，其病多热；脾为阴脏，其病多寒；脾胃同病，则多生寒热错杂之证。故临床用药，要寒温并调，升降同施，即在治疗胃热之证时，常于苦寒清泻之知母、黄连、黄芩、连翘、大黄、蒲公英等药中稍佐辛温香燥之陈皮、半夏、白术等，以防伤阳碍运；治疗脾寒之证时，又常于温热辛散之吴茱萸、干姜、肉桂等药中适当佐以甘润益胃之山药、扁豆、百合等，以防温燥伤阴，影响胃纳。最具代表之方也是杜老最常用之方为半夏泻心汤，杜老认为该方寒温并进、升降同施、补泻兼用，切合了脾胃病的病理特点，是治疗寒热错杂、脾不运湿、胃不降浊、升降失常、上吐下利，或脘胀泄泻之脾胃病的良方。

4. 通补结合

脾胃病纯虚者有之，但多为虚实夹杂，即使纯虚证，治疗也不可妄投壅补，否则可致气机壅滞，而生中满、溏泄变证。用药应通补结合，方可补脾而不碍运，攻邪而不伤正。如在补气养血滋阴之党参、黄芪、白术、山药、当归、熟地黄、麦冬等药中适当佐以运脾、消导之茯苓、陈皮、法半夏、麦芽、神曲等；在理气导滞运化方中，又佐以补养脾胃之品，以防其耗气伤阴之弊。只有补中寓消，消中寓补，消补结合，方可取得满意疗效。

5. 虚实分重

脾与胃，一属脏，一属腑，五脏"藏精气而不泻"，若脾脏受病，则精气不藏反泻，表现为运化失司、升清失职，而见脘闷、泄泻、水肿等症，其病多见虚证。由于六腑"传化物而不藏"，故胃腑患病，总致传导受阻，通降失常，表现为脘胀嗳腐、呃逆呕吐、胃脘疼痛等症，故有"实则阳明，虚则太阴"之说。基于脾胃的生理病理特点，故治疗脾胃之虚证，就重在健脾；治疗脾胃病之实证时，就重在通降胃气。

临证中，脾虚失健之胃脘疼痛、闷胀，就以香砂六君子汤健脾理气；脾虚水湿内停之水肿，即投五苓散健脾除湿；脾阳不足之胃脘疼痛就以理中汤为主方温阳健脾；脏器下陷如脱肛、子宫脱垂等，当属脾气虚弱，宗气下陷，治当补中益气汤补脾举陷。实证如暴食多饮而致饮食积滞者，以保和丸或枳实导滞丸消积导滞；热邪内蕴，腑气不通，见腹胀便秘、口疮口痛者，则以清胃散加草决明、厚朴、石膏等通腑泄热；瘀血阻滞之胃脘刺痛拒按，以失笑散合丹参饮为主方化瘀消滞；痰气交阻之脘闷不适、咽梗咯痰，以半夏厚朴汤加浙贝母理气化痰散结，此类病证均予通降胃气，促使有形之邪排出。

6. 善用药对，事半功倍

"药有个性之特长，方有合群之妙用"，选方遣药可称得上"用药如用兵"。"药对"在中医辨证施治的过程中具有优化药物组合的功效，能起到协同作用，并相互纠正其偏性，缓和其毒性或有相反相成的作用，疗效较之用单味药简单堆砌可以成倍提高。杜老处方喜用药对，看似平淡，实则寓意深刻，能起事半功倍之效。杜老治疗脾胃病常用药对近三十对，如黄连与吴茱萸，二药配伍，一清一温，苦降辛开，以收相反相成之效；干姜与黄连伍用，辛开苦降，共奏除寒积、清郁热、止呕逆之功；桔梗与枳壳伍用，一升一降，一宣一散，疏理气机，宽胸利肺，调和脾胃；白术与苍术伍用，其燥湿健脾之功效更著；青皮与陈皮伍用，肝脾同治。凡此种种药对能提高疗效。

三、治疗慢性胃炎经验

慢性胃炎是指胃黏膜的慢性炎症病变，包括慢性浅表性胃炎和慢性萎缩性胃炎，本病属于中医学的"胃脘痛""胃痞"范畴，是由外感邪气、内伤饮食情志、脏腑功能失调等导致气机郁滞，胃失所养，以上腹胃脘部近耻骨处疼痛为主症的病证。杜老经过长期的临床实践，积累了丰富的经验，能有效地改善症状。现将杜老治疗慢性胃炎的经验介绍如下。

1. 审病因，察病机

慢性胃炎的病因有外邪内侵、饮食不节、情志失调、脾胃虚弱等多个方面，临床上多表现有胃脘疼痛、脘腹胀闷、嗳气、嘈杂、泛酸等症状。由于脾胃为中焦气机升降之枢纽，脾主升清，胃主降浊，多种因素造成胃纳失职，脾运失常，升降失职，清气不升，浊气内阻，引起胃脘疼痛、痞满不舒。

胃的生理功能可概括为：主受纳，为"水谷之海"；腐熟水谷，为后天之本；胃和脾相互配合，共同完成食物的消化吸收。胃生理功能的正常发挥与其生理特性密切相关。胃以降为顺，以通为用，通是降的结果和表现，通降是胃的生理特点的集中体现。诚如《温热经纬》所云"盖胃以通降为用"，《临证指南医案》所谓"脾宜升则健，胃宜降则和"。胃属六腑之一，"传化物而不藏""六腑以通为用""胃宜降则和"。在生理上，以和降为顺；在病理上，以气机壅滞为主。《灵枢·胀论》云："胃胀者，腹满，胃脘痛，鼻闻焦臭，碍于食，大便难。"这是胃病较为典型的症状表现，其突出的特点就是胃"更虚更满"的正常生理状态发生紊乱，从而导致胃气不得通降，失去了受纳腐熟水谷及与脾纳运相协、升降相因的功能。通降概括了胃腑的主要生理特性。六腑以通为用，胃腑主受纳，传化物而不藏，亦以通为常，以降为顺，以和为贵，不通不降不和则邪滞而为病。

2. 以脾升胃降，理气通降为总则

慢性胃炎的病因病机较为复杂，邪犯脾胃，可因气滞、湿阻、血瘀、痰结、食积、火郁等郁滞中焦而成实滞，或因脾虚失运，升降失调而虚中夹滞。不论虚实均以胃气壅滞不通为共同特征，所以通降和胃是常用治法，为诸治法之纲要。徐之才说："通可去滞。"刘完素说："留而不行为滞，必通剂而行之。"在八纲辨证的基础上适当组方用药，消除壅塞，调畅气血，疏通食、瘀、湿、热等积滞，则气机升降出入有序，胃腑恢复通达和降之能。若饮食不节，食滞气阻；忧思寡欢，肝气郁结，木郁土壅，胃气壅滞；喜怒太甚，肝气过盛，横逆犯胃，胃失和降；湿热中阻，阻遏气机，胃气壅滞；久病体弱，脾胃气虚，运化不及，积滞内生，胃失和降，则胃之降浊功能失职，导致痞闷胀满。和降胃气则利于胃腑功能的恢复，即"六腑以通为用""胃气以通为补"之意。

《医学三字经》言"……三气痛，香苏专"，杜老根据几十年的临床经验，在香苏饮的基础上加入通降之枳壳、大腹皮、香橼皮、佛手等组成加味香苏饮，作为治疗气滞型胃脘痛的主方，疗效较好。紫苏梗长于理气开郁和胃；紫苏子善降肺气、化痰涎，肺气肃降，可助胃气通降。叶天士云："气阻脘痹……当开上焦。"肺胃同治，相得益彰。香附疏肝理气解郁，肝胃同治。香橼皮、佛手能疏肝和胃止痛。延胡索活血行气止痛。陈皮辛苦温，理气和胃化湿，《本草纲目》云："橘皮苦，能泻能燥，辛能散，温能和……同补药则补，同泻药则泻，同升药则升，同降药则降……但随所配而补泻升降也。"配枳壳消积破气、利膈宽中。诸药配伍，具有较强的行气、和胃、通降、舒肝、止痛之功效。如偏寒者加高良姜、干姜，胃脘胀甚者加鸡内金，腹胀者加柴胡、大腹皮、厚朴、郁金，食滞者加焦三仙，兼痛者加延胡索、川楝子，胃脘刺痛或痛处不移，瘀血明显者加生蒲黄、炒五灵脂、九香虫等，黑便者加三七粉、大黄粉、白及，吐酸者加左金丸、海螵蛸、煅瓦楞子等。

3. 辨证不忘辨病，微观与宏观结合

临床治疗慢性胃炎需辨证论治。辨证的核心在于通过传统和现代的诊查手段，宏观辨证与微观辨病相结合，综合分析，以辨明病因、病位、病性和病机转化。临床上，在运用传统的辨证论治方法的同时，也要注意到病灶的局部，即宏观与微观相结合，整体治疗与局部治疗相结合。胃镜下对病灶的直视实为中医望诊之延伸，且更能直观、客观地反映出其全貌，恰当地把这些微观指标纳入中医辨证论治体系，可提高辨证的准确性，对指导临床用药更具意义。如慢性浅表性胃炎急性发作期，胃镜下黏膜充血、水肿明显，尤其是伴有糜烂出血者或溃疡病的活动期，溃疡周围肿胀、糜烂、出血，分泌物色黄而黏稠者（状似疮疡），此时在宏观辨证的基础上，加用蒲公英、败酱草、连翘、大黄等清热解毒之品，临床上不但能尽快地改善症状，而且还能促进糜烂和溃疡面的修复和愈合。如胃黏膜见红白相间、血管透见、黏膜颗粒样或结节样增生等改变，病理活检提示萎缩、肠化生和不典型增生，则加川芎、延胡索、丹参以行气活血、化瘀通络。如胃黏膜见出血或渗血，则视为病及血分，并据"离经之血便为瘀血"之理，加失笑散、三七粉以止血不留瘀。如胆汁反流，则予黄连温胆汤加减，可清热利胆、和胃降逆。现代医学认为慢性胃炎、消化性溃疡的发病多与幽门螺杆菌（Hp）有关，杜老在治疗胃脘痛的同时，往往在基础方上加入蒲公英，中医认为该药具有清热解毒、泄肝和胃的作用。现代医学研究表明蒲公英对幽门螺杆菌有抑菌和杀菌作用，在治疗溃疡病时，杜老还加入敛疮生肌、行瘀止痛的三七粉、白及、海螵蛸，对于溃疡愈合有一定作用。宏观辨证与微观辨病相结合，使临床用药更为精当，使症效、证效、病效三者有机地结合。

4. 验案举例

患者男性，56 岁，2008 年 1 月 12 日初诊，患者胃脘痛反复发作 4 年，1 个月前因情绪不畅加之饮食不慎，胃痛加重，胸脘痞满不舒，痛连两胁，嗳气、呃逆频作，纳差，二便尚调。舌淡红，苔薄微黄，脉弦。胃镜诊断为慢性浅表性胃炎。中医诊断为胃脘痛，证属肝胃气滞。治宜疏肝理气、和胃通降。处方：香附 10g，紫苏梗 10g，陈皮 10g，延胡索 10g，枳壳

10g，川楝子 10g，佛手 6g，香橼皮 10g，丹参 15g，檀香 6g，砂仁（后下）3g，焦三仙各 10g。7 剂，水煎服，日 1 剂，日 2 次。

二诊：药后症状明显改善，仍嗳气频，舌淡红，苔薄白，脉弦。上方去砂仁，加厚朴 10g，柴胡 10g。续服 7 剂，水煎服，日 1 剂，日 2 次。疗效显著，遂以原方加减以巩固疗效。

按：胃脘痛的病因病机总不离乎气郁、气滞、湿阻、血瘀、痰结、食积、火郁等。此患者属肝郁气滞，横逆犯胃，用自拟"理气通降汤"，选方遵《医学三字经》言"……三气痛，香苏专"，用香苏饮加减，全方共奏理气通降、和胃止痛之效。"理气通降汤"可以疏通瘀滞的气血，使脾胃的气血调和而达到止痛的目的。部分研究报道认为，香附、紫苏梗、枳壳、香橼皮等理气药可以调节胃肠蠕动及幽门括约肌功能，减轻胆汁反流，缓解黏膜下血管痉挛和缓解胃肠平滑肌痉挛，能够排出胃肠积气、积物。丹参、延胡索等活血药可以增加胃黏膜血流量，改善微循环，加速炎症的恢复。

四、治疗功能性消化不良经验

功能性消化不良是临床上常见的消化系统疾病，是指一组非器质性原因引起的慢性或间歇性上消化道症状，多表现为上腹部或胸骨后胀满、疼痛不适、纳呆、饱闷、泛酸、恶心呕吐、大便异常等，并通过内窥镜及实验室和影像学检查排除胃、肝、胆、胰及肠道的器质性病变，除外消化性溃疡、肿瘤、反流性食管炎、肝胆胰疾病、肠易激综合征及其他系统疾病的一组临床症候群。功能性消化不良发病率近年逐渐增高，严重影响患者的生活质量。本病属中医学"胃脘痛""痞满""嘈杂""呃逆""反胃"范畴。

1. 病因病机

功能性消化不良与情志不畅、外邪内积、脾胃虚弱等有关。病因病机不离肝、脾、胃，脾虚是发病的基础，肝郁是致病的条件，胃气不降是引发症状的原因。就脾虚而论，由于脾气虚弱，运化失司，则水反为湿，谷反为滞，气滞、湿阻、痰结、火郁、食积相因为患。就肝而言，厥阴肝经之脉，夹胃，属肝，脾胃属土，必赖肝气条达，土得木而达，这是生理；木郁则土滞，此是病理；若情志不遂，肝气郁结，脾胃无有不受其戕伐。所以，肝主疏泄的功能正常，气机方能调畅，脾胃才能更好地发挥升降枢纽的作用。就胃而言，胃为六腑之一，胃腑以通降为顺，胃满则肠虚，肠满则胃虚，更虚更满，故气得上下；胃气不降则变生诸症，如嗳气、吞酸、痞满、恶心呕吐、反胃等消化不良症状。功能性消化不良的基本病机为木郁克土，胃失和降，脾运无权。其病机核心为胃失通降，气机阻滞贯穿疾病始终。病位在胃，与肝脾密切相关。病性属本虚标实之证，脾虚为本，气滞、血瘀、食积、痰湿为标；病初以邪实为主，久则虚实夹杂，寒热错杂。

2. 治疗法则

"理气和胃通降"是治疗功能性消化不良的基本法则。

在治疗上，一方面是调理脾胃之气。《医门棒喝》说："升降之机者，在乎脾土之健运。"当脾不升清、胃不降浊，则出现诸多病症。脾胃升降失调是病之关键，脾主运化升清，胃主受纳腐熟，以通降为顺，脾升胃降是人体气机升降的基本，因此调理脾胃之气机，使其升降相因，才能使脾胃受纳腐熟和转输运化功能恢复正常，诸症皆去。

治则的另一方面是舒畅肝气。叶天士说："肝为起病之源，胃为传病之所。"本病病变部位虽在脾胃，但与肝密切相关，脾胃同居中焦，为后天之本，胃主受纳，脾主运化，吸收水谷之精微，并顺降于肠，其间有赖于肝的疏泄条达，三者功能失调可致气机郁滞，升降失职，出现水谷不腐之痞满证。临床上肝郁脾虚、肝胃不和、肝胃郁热都是比较常见的。因此治疗上，和胃必先调肝，理肝即以安胃。肝与脾胃功能失调可互为因果，如肝失疏泄，气机郁滞，横逆犯胃，胃失和降，为木强乘土，可出现胃脘饱胀、嗳气、呕吐等症状，属实；脾胃虚弱，运化失常，肝气乘脾，脾土受伐，为土虚木乘，亦可出现上述症状，属虚。临床辨证时，虽症状、病位相同，但其病理性质有虚实之分，在治疗上前者当以抑木为主，后者当以培土为先。

在强调肺、肾与本病的关系时，杜老还指出一部分患者，尤其是老年患者，可表现为肺脾两虚、脾肾两虚。肺为脾之子，脾胃之纳化，依赖于肺之宣发肃降，如《素问·经脉别论》云："脾气散津，上归于肺。"肺主气，肺气不足，治节不利，使脾胃运化功能失调。《素问·四气调神大论》云："太阴不收，肺气焦满。"可见宣肺气、伸治节，也是调理脾胃升降枢纽的重要方面。老年人肾气自虚，日久气虚及阳，由于肾中真阳乃奉生化之主，脾之纳化赖此火以助之，神机鼓动，纳化正常，若火衰而温煦无权，则纳化失常在。故治疗时当以兼顾肺、肾两脏。

另外，在强调气机升降的同时，也不可忽略瘀血这一重要病机。由于本病部分患者病程长，病情常反复，久病必有瘀，久病入络，瘀阻胃络，胃气郁滞，气机不畅，和降失常，且二者可互为因果，故治疗时应根据病情，在调理气机时酌加活血化瘀之品，以助病情恢复。

3. 辨证论治

（1）肝胃不和证：主要表现为上腹部胀满，攻撑作痛，嗳气频繁，每因情志因素发作，善太息，平素情绪抑郁或易怒，夜寐不安，苔多薄白，脉弦。治宜疏肝和胃，理气止痛。方用柴胡疏肝散加减。可加郁金以疏肝解郁；气郁化热加山栀、牡丹皮、蒲公英以疏肝泄热。

（2）湿热内阻证：主要表现为上腹部痞满，或有烧灼样痛，泛酸嘈杂，厌食嗳气，口干苦或口中黏腻，舌红，苔白腻或黄腻，脉弦滑。治宜清利湿热，和胃止痛。方用半夏泻心汤加减。可酌加枳实、厚朴、木香以行气消痞止痛。

（3）饮食积滞证：主要表现为上腹部胀痛，厌食，嗳腐吞酸，或呕吐不消化食物，呕吐或矢气后痛减，或大便失调，苔厚腻，脉滑。治宜消食导滞，行气除痞。方用保和丸加减。食积较重、痞满胀甚者，可加枳实、厚朴、麦芽以行气消积；食积化热、烦躁口渴者，可加黄连以清热除烦；大便秘结者，可加大黄、槟榔以导滞通便；若湿浊内盛，可加苍术、茯苓以健脾燥湿。

（4）脾胃虚弱证：主要表现为上腹部隐痛，空腹亦甚，口淡无味，食欲不振，脘胀不适，神疲乏力，大便溏薄，舌淡苔白，脉虚弱。治宜益气健脾和胃。方用香砂六君子汤加减。脾阳虚弱、畏寒怕冷者，加附子、干姜、吴茱萸以温中健脾；气虚失运、满闷较重者，加木香、枳实、佛手以理气除滞；脾虚不运、腹满纳差者，加神曲、麦芽以消食助运。

（5）胃阴不足证：主要表现为上腹部隐隐作痛，或有烧灼感，饥而不欲食，嘈杂，口燥咽干，大便干结，舌红少津，无苔或花剥苔，脉细数。治宜益胃养阴，缓急止痛。益胃汤合芍药甘草汤加减。气滞甚者，加佛手、香橼皮、玫瑰花等轻清畅气而不伤阴之品；津伤液亏者，可加芦根、天花粉等以生津养液；大便干结者，加火麻仁、郁李仁、瓜蒌仁等润肠之品。

4. 用药经验

脾胃乃气机升降之枢纽，脾气不升可引起胃气不降，胃失和降亦可影响脾气升清。所以，在和降胃气时应根据病情酌加升提脾气之品，如柴胡、升麻、荷叶、白术等，方可取得事半功倍的效果。在选择和降胃气之品时，杜老主张用药性较为平和的药物，如紫苏梗、紫苏子、青陈皮、厚朴花、佛手、香橼、旋覆花等，代赭石等重镇降逆之品当收效即止。杜老用药讲究轻灵快捷，轻可去实，慎用重剂以免加重脾胃负担。再者，肝与气机升降关系密切，故本病多见肝胃不和、肝胃郁热、肝郁脾虚等。治当疏肝以调理中焦气机之升降，法宗柴胡疏肝散加减：柴胡为君药，主散能升，长于扭转气机，疏解郁结；用枳壳行气导滞，与柴胡相配，一升一降，疏肝胃，导壅滞；柴胡配柔肝缓急之芍药，刚柔相济；芍药配甘草，缓急止痛和中；再配陈皮、川芎、香附增强行气疏肝、活血止痛之效。患者如出现恶心呕吐，加半夏和胃降逆止呕；如出现胸骨后灼热、疼痛，可加白及、煅瓦楞以止痛；如果兼有肝胃郁热，可配黄连、吴茱萸清胃中郁热；如果肝郁日久，化火伤阴，可配沙参、麦冬、生地黄养阴和胃，取一贯煎之意；兼有脾虚，可配太子参、白术、茯苓等。

阳明中土，万物所归，脾胃互为表里，为后天之本，生化之源，是水谷进行消化吸收的主要场所。功能性消化不良病程长，易反复，日久损伤脾胃，并且老年患者中气自虚，脾胃虚弱，谷气不消，运化失常，常见胃脘胀满、食欲不振等症。《诸病源候论·脾胃病诸候》中指出："胃受谷而脾磨之，二气平调，则谷化而能食，若虚实不等，水谷不消，故令腹内虚胀，或泄，不能饮食。"故健脾益气和胃亦是治疗该病的原则之一，选方可在六君子汤的基础上加以化裁。临床上以党参代替人参，予炒白术、茯苓、甘草益气健脾；陈皮、半夏和胃止呕；配薏苡仁增强健脾之效；配佛手、香橼皮、香附起行气和胃之功。诸药奏效，其症可去。杜老强调，补益脾胃需要遵循"脾以运为健，胃以通为补"的原则，主张平补、运补，不能峻补、壅补，治当甘平助运，使脾得健运而气行，胃得通而能和降，若味甘腻峻补，反碍气机。

瘀血也是该病的一个重要病机，伴瘀血者临床表现为反复胃脘疼痛、夜间较甚、饱胀、嗳气等。并且瘀血内停与气机不畅可互为因果，在治疗时应当根据病程的长短及临床表现，在调理气机的同时适当加用活血药，可酌加丹参、檀香、九香虫、三七粉、赤芍等行气活血止痛药。另外，气虚亦可导致血瘀，在使用活血药时勿忘益气活血之法，不可单投活血化瘀之品。

杜老治疗功能性消化不良，以健脾、疏肝、和胃为法，以气机调畅为度，佐以活血化瘀，同时兼顾肺肾。补脾药味少量轻，贵在健运；和胃降胃药味多量大，以通为补；疏肝每方必用，已成定则。治有侧重，圆机活法。由于本病与情志失调关系甚为密切，在临床诊治时，尤其强调对患者进行心理疏导的重要性，对缓解临床症状亦有良效。

五、应用药对治疗功能性便秘的临床经验

便秘是一种临床常见疾病，亦可作为一种疾病的某种症状，虽然在短期内无致命性危害，但却时刻困扰患者的生活，进而影响其生活质量。临床中，功能性便秘是消化系统中的常见病，其定义是指便秘症状持续3个月以上，排除器质性疾病，并具备以下2个或2个以上条件者：①自发性排便次数≤2次/周；②25%以上时间排便困难；③25%以上时间粪质较硬或呈硬球状；④25%以上时间排便有不尽感或不畅。功能性便秘属于中医"便秘"的范畴。便秘亦有许多别称，便秘之症最早见于《黄帝内经》，称为"后不利""大便难"，其后汉代《伤寒论》称其为"脾约"。而

"便秘"一名则首见于清代沈金鳌的《杂病源流犀烛》，并沿用至今。杜老临证中将功能性便秘分为热积秘、寒积秘、气滞秘、气虚秘、血虚秘、阴虚秘、阳虚秘七型，对治疗功能性便秘有自己的理论体系和独到见解。现将杜老应用药对治疗各型便秘的经验总结如下。

1. 热积秘

火麻仁和郁李仁。火麻仁为甘平之品，归脾、胃、大肠经，功能润肠通便。《药品化义》曰："麻仁，能润肠，体润能去燥，专利大肠气结便秘。"郁李仁辛甘苦平，归脾、大肠、小肠经，功能润肠通便、利水消肿，且润肠通便之效强于火麻仁。二者为伍，相辅相成。杜老认为二药配伍治疗热结便秘效果甚佳，且作用缓和，不伤正气。用量：火麻仁 10 ～ 15g，郁李仁 10 ～ 15g。

2. 寒积秘

附子和火麻仁。附子乃辛甘大热之品，有毒，归心、肾、脾经，功能回阳救逆、补火助阳、散寒止痛。《本草正义》曰："附子，本是辛温大热，其性善走，故为通十二经纯阳之要药，外则达皮毛而除表寒，里则达下元而温痼冷，彻内彻外，凡三焦经络，诸脏诸腑，果有真寒，无不可治。"火麻仁可润肠通便。二药合伍，一是针对病之根源，能温里散寒，二能针对病之表现，润肠通便。二药相辅相成，疗效甚佳。本药对乃是杜老将温脾汤中附子与大黄之伍改良而得。大黄含蒽醌类，近些年研究发现久用可致大肠黑变病，故将其改为火麻仁，既能起到标本共治之效，又能久服，减少不良反应。用量：附子 6 ～ 15g，火麻仁 10 ～ 15g。

3. 气滞秘

木香和乌药。木香辛苦温，归脾、胃、大肠、胆、三焦经，功能行气调中止痛、健脾消食。本品芳香气烈而味厚，擅通脾胃之滞气，既为行气止痛之要药，又为健脾消食之佳品。《本草求真》曰："木香，下气宽中，为三焦气分要药。然三焦则又以中为要……中宽则上下皆通，是以号为三焦宣滞要剂。"乌药性辛温，归肺、脾、肾、膀胱经，功能行气止痛，温肾散寒。杜老认为木香行气，乌药顺气，二药均乃行气之佳品，重在行气通降，故二药为伍，相得益彰，奏行气通便之效。用量：木香 6～10g，乌药 10～15g。

4. 气虚秘

炙黄芪和生白术。黄芪为甘温之品，归脾、肺经，功能补气健脾、升阳举陷、益卫固表、利尿消肿、托毒生肌。炙黄芪偏补，善补气健脾，乃补中益气之要药，故临床若取补益之效多用炙黄芪。现代药理研究表明，黄芪能增强和调节机体免疫功能，提高机体的抵抗力。白术甘苦温，归脾、胃经，功能益气健脾、燥湿利水、止汗、安胎。白术一般分为生品和炮制品两种，生品即生白术，炮制品有麸炒白术、土炒白术和焦白术三种。一般认为炒白术和焦白术经过炮制后性质变燥，而生白术不仅没有燥性，且还有温润之性。故杜老认为若取运脾通便之效必用生白术，只有生白术具有健脾与濡润两功，且必须大剂量应用，少则 30g，多则可用至 60g。杜老认为气虚秘的病机在于脾肺气虚，大肠传导无力，糟粕内停，故取炙黄芪补脾肺气之功，补足正气，取生白术运脾和濡润之功，增强大肠传导之力。二者为伍，共奏奇效。用量：炙黄芪 20～40g，生白术 30～60g。

5. 血虚秘

当归和桃仁、火麻仁。当归甘辛温，归心、肝、脾经，功能补血调经、活血止痛、润肠通便。血虚秘的病机主要为血液亏虚，肠道失荣，常见于产后便秘。当归乃补血之圣药，又具润肠通便之效，故杜老认为血虚秘宜用大量当归补血调血、润肠通便，用量宜至 20～40g。桃仁苦甘平，归心、肝、大肠经，功能活血祛瘀、润肠通便、止咳平喘。《珍珠囊》中描述桃仁功效："治血结、血秘、血燥，通润大便，破蓄血。"火麻仁润肠通便，桃仁亦具有通便之效。故三药合用，可养血调血、润肠通便，效果奇佳。用量：当归 20 ～ 40g，桃仁 10 ～ 15g，火麻仁 10 ～ 15g。

6. 阴虚秘

当归和生地黄、沙参。阴虚秘究其病机主要是阴液不足，肠失濡润，阴虚秘的治疗重在滋阴增液，故取生地黄、沙参养阴濡润，使津液足肠道通，再佐以润肠通便之品。生地黄甘苦寒，归心、肝、肾经，功能养阴生津、清热凉血。《本经逢原》曰："干地黄……浙产者，专于凉血润燥，病人元气本亏，因热邪闭结，而舌干焦黑，大小便秘，不胜攻下者，用此于清热药中，通其秘结最佳，以其有润燥之功，而无滋腻之患也。"沙参养阴清肺、益胃生津，与生地黄合用加强滋阴之效，配伍当归润肠通便，效果不言而喻。用量：生地黄 10 ～ 30g，沙参 10 ～ 20g，当归 10 ～ 20g。

7. 阳虚秘

肉苁蓉和牛膝、附子。肉苁蓉甘咸温，归肾、大肠经，功能补肾助阳、润肠通便。《本草分经》中述肉苁蓉"能润五脏，益精血，滑肠"。阳虚秘主要因肾阳虚损，温煦无权，阴寒凝结或阴亏血燥，致大肠液枯，无力行舟。故杜老针对此证常合用附子、牛膝等温肾助阳之品，根除病因，则大便通畅。用量：肉苁蓉 10 ～ 15g，牛膝 10 ～ 15g，附子 6 ～ 10g。

六、从肝论治反流性食管炎经验

反流性食管炎是临床常见的消化系统的慢性疾病，近年来患病率不断上升，给家庭和社会带来了一定的经济和精神负担。主要表现为反酸、胃灼热、胸痛等症状，内镜下可见不同程度的黏膜损伤表现。该病具有发病率高、复发率高的特点，严重影响患者的生活质量。目前西医以 PPI 或 H_2 受体拮抗剂为主要治疗药物，但因药物不良反应较多、停药后易反复等弊端，无法达到满意疗效。杜老从事中医脾胃病研究及治疗 40 余年，治疗反流性食管炎经验甚为丰富，已形成自己独到的思想体系。

1. 对病名及病因病机的认识

中医无反流性食管炎病名，但根据其临床表现，应归为"吐酸""嘈杂""噎膈""胸痛""反胃"等范畴。《证治汇补》中论述吞酸曰："大凡积滞中焦，久郁成热，则木从火化，因而作酸者，酸之热也；若客寒犯胃，顷刻成酸，本无郁热，因寒所化者，酸之寒也。"说明吐酸不仅有热亦有寒，并与胃密切相关。且该病多与情志有关。现代人生活节奏快、压力大，故肝胃不和证多见，正如《寿世保元》论述吞酸曰："吐酸者肝木之味也，由火盛制金，不能平木，而肝木自甚，故为酸也。"说明吞酸与肝密切相关。究其基本病机乃为肝气犯胃，胃失和降。

该病虽病在食管，属胃所主，但与肝胆关系密切。清末唐容川在《血证论》指出："木之性主于疏泄，食气入胃，全赖肝木之气以疏泄之，而水谷乃化。"肝主疏泄，喜条达恶抑郁。肝气调和，气机舒畅，通而不滞，散而不郁，则脾升胃降，脾主运化、升清、降浊的功能得以正常发挥。水谷通过脾的运化形成精微物质，再通过脾的升清作用，输布全身，注之于脉而形成营、血、津液等，为五脏六腑、四肢百骸提供能量，起到营养、润滑的作用，而糟粕则随着脾的降浊功能排出体外。若肝失疏泄，木郁制酸，伤及脾胃，则脾胃升降功能失常，胃气上逆，上逆则吐酸。肝气郁滞或气郁化火，滞则不畅，致肝气犯胃，影响脾胃运化，运化失司，胃失和降，故而患病。《丹溪心法》亦云："气血冲和，万病不生，一有怫郁，诸病生焉。"

肝主疏泄，木疏土达，反之则土不畅，正如叶天士谓："肝为起病之源，胃为传病之所。"《素问·至真要大论》曰："诸逆冲上，皆属于火。""诸呕吐酸，暴注下迫，皆属于热。"杜老认为肝脏体阴而用阳，故易伤及脾胃。

2. 确立治法，制定主方

根据病因病机，杜老以疏肝和胃为法，自制"和胃降逆颗粒"，使肝之郁滞得解，疏泄得开，则木气条达，自不横逆犯胃，胃气通降复常，诸症消失。该方以柴胡疏肝散和左金丸加减而成，主要有柴胡 12g，香附 10g，紫苏梗 10g，白芍 15g，枳壳 10g，黄连 10g，吴茱萸 3g，煅瓦楞子 15g，炙甘草 9g。

该方君药为柴胡、枳壳。柴胡为苦辛寒之品，归肝、胆经，具有疏肝解郁、解表退热、升举阳气之效。《神农本草经》曰："主心腹，去肠胃中结气，饮食积聚，寒热邪气，推陈致新。"枳壳善行气开胸，宽中除胀。《本草纲目》提及柴胡可治阳气下陷，枳壳功能利气。故柴胡为升，枳壳为降，一升一降，恢复脾胃升降功能，又可疏肝理气，助脾胃运化，共为君药。

臣药为香附、紫苏梗、白芍。香附性辛、甘、平，归肝、脾经，《本草纲目》称其为"气病之总司，女科之主帅"，疏肝解郁、理气调中之佳品。白芍苦寒之品，亦归肝、脾经，具有柔肝止痛、平抑肝阳之效。香附与白芍取辛开苦降之义，紫苏梗宽胸利膈。诸药合用，条畅肝之气机，通降胃气，共为臣药。

佐药为黄连、吴茱萸、煅瓦楞子。其中黄连、吴茱萸取自《丹溪心法》之左金丸。黄连乃大苦大寒之品，可清热燥湿、泻火解毒；吴茱萸具辛、苦、热之性，可降逆止呕、散寒止痛、助阳止泻。两药一寒一热，一阴一阳，苦降辛开，以收相反相成之效。煅瓦楞子性味咸平，归肝、胃、肺经，有制酸止痛之功，现代研究证实煅瓦楞子中的主要成分为碳酸钙，故能中和胃酸，减轻反酸、烧心之症。

使药为炙甘草，调和诸药。

随症加减：呕恶痰涎、胸膈满闷可加清半夏、生姜、陈皮，取自小半夏汤，理气化痰、降逆止呕；呃逆者加代赭石、旋覆花，取自旋覆代赭汤，降逆化痰、益气和胃；胸痛者加川芎、当归、红花，行气活血，气行则血行；脘腹胀满者加大腹皮行气宽中；失眠者加夜交藤、川芎，一静一动，安神养心。

3. 验案举例

彭某，男性，68 岁，2017 年 2 月 5 日初诊。主因"反复发作反酸、胃灼热 1 年余"就诊。患者 1 年前无明显诱因出现反酸、胃灼热，严重时吐酸水，伴有口干口苦，心烦，胃脘部胀满，夜不能寐，大便干结，小便调。舌体瘦，色红，苔薄白干，脉弦细。近期胃镜示：慢性浅表性胃炎，Hp（－），病理示：肠化生（＋＋）。经服雷贝拉唑后症状略有好转，但停药后易反复，遂慕杜老之名前来就诊。中医诊断：吐酸，肝胃不和证。西医诊断：非糜烂性胃食管反流病，慢性浅表性胃炎伴肠化生。处方：以自创"和胃降逆颗粒"为基础方，加白及、海螵蛸、蒲公英、大腹皮。7 剂，水煎服，日 1 剂。二诊：反酸、胃灼热症状好转，但夜寐仍一般，故加夜交藤、川芎，再服 7 剂，水煎服，日 1 剂。症状完全消失。嘱患者注意生活方式，定期复查。1 个月后电话随访，患者诉症状未再反复。

按：本案患者由于脾胃素虚、肝胃不和，故气机阻滞，肝经逆制致肝失疏泄，影响胃的升降纳化，临床故见胃失和降及肝气不舒之症。本案杜老以自创"和胃降逆颗粒"为基础方，根据患者临床症状加减，如反酸、胃灼热较重，加白及、海螵蛸制酸止痛。蒲公英清热解毒、散结消痈，具有防癌变之效。杜老认为大肠乃传导之司，故应通降腑气，故加大腹皮行气导滞。首诊之后消化系统症状明显改善，因患者夜寐一般，故在原方基础上加川芎、夜交藤养血安神，二者一静一动，养血不滞血。诸药合用，疏肝理气、和胃降逆，配伍精当，疗效显著。

七、半夏泻心汤加减治疗慢性胃炎经验

慢性胃炎是胃黏膜上皮因受各种致病因子不断侵袭而发生一系列的炎性反应的演变过程，可由急性胃炎转变而来。在持续性慢性炎症的刺激下，胃黏膜细胞有的加速凋亡，导致有腺体萎缩，出现萎缩性病变；有的变成肠上皮化生或非典型增生的癌前病变。该病具有复杂而多样的临床过程和结局。慢性胃炎属于中医"胃脘痛""痞满""吞酸"和"嘈杂"等范畴，临证中根据临床具体表现进行辨证论治。

1. 病因病机

慢性胃炎多因情志不畅、饮食不节、劳倦内伤而发病。脾胃居中州，为气机升降之枢纽，脾气以升为顺，胃气以降为和。但当情志不舒，肝失疏泄，脾胃气机升降失调；饮食不节，过食肥甘厚腻、辛辣刺激、过酸过甜之物，脾胃受损，运化失司，湿热内生，湿热困脾；劳倦内伤，或久病伤脾，脾气虚弱，肝气犯胃，肝胃不和，脾胃运化失司。日久入络，气血俱伤，瘀血内生。

2. 临证治疗

杜老治疗慢性胃炎多以健脾和胃、疏肝理气为法，临床多以半夏泻心汤为主辨证加减。半夏泻心汤出自《伤寒论》，由半夏、干姜、黄芩、黄连、人参、甘草、大枣组成，用之得当，效果显著。半夏泻心汤证是心下痞满而夹有痰饮的一种证候。《伤寒论》中言："心下满而鞕痛者，此为结胸也，大陷胸汤主之；但满而不痛者，此为痞……宜半夏泻心汤。"《金匮要略·呕吐哕下利病脉证治》云："呕而肠鸣，心下痞者，半夏泻心汤主之。"原方治疗因伤寒误下之后损伤脾胃之气，气机升降失司，邪热内侵，寒热错杂，气机痞塞不通形成的心下痞满证。结合杜老临床经验，心下痞、呕恶、肠鸣下利或大便不调，脉弦滑、苔白腻等，是半夏泻心汤的辨证要点。脾胃不和，脾寒不升则作泻，胃热不降则上逆，均是脾胃气机斡旋无力所致。

半夏泻心汤常用药量如下：法半夏10g，黄连10g，黄芩10g，干姜6g，党参10g，炙甘草10g，大枣10g。《神农本草经》言半夏："主伤寒寒热，心下坚，下气……胸张，咳逆肠鸣。"它能散结除痞、降逆止呕。臣以干姜之辛热以温中，散脾气之寒；黄芩、黄连苦泄而寒，泄胃气之热开痞；人参、甘草、大枣甘温调补，和脾胃、补中气，恢复中焦升降斡旋功能。全方"辛开苦降甘调"，寒热互用以和其阴阳，苦辛并进以调其升降，共奏辛开苦降、开结除痞之功。

杜老遣方用药非常灵活，善用药对，临证加减时，有如下规律：兼肝气郁滞，气郁化火，胸腹胁肋疼痛者，加金铃子散（延胡索、川楝子）疏肝泻热；兼恶心欲呕者，加竹茹、柿蒂降逆止呕；兼食积者，加焦三仙（焦山楂、焦神曲、焦麦芽）消食导滞；兼胃脘胀满痛甚者，加厚朴、大腹皮、佛手行气除胀满，加香附、延胡索活血止痛；兼食少、便溏者，加炙黄芪、炒白术、太子参、怀山药、茯苓等健脾益气、和胃降逆；兼遇寒加重、四肢发凉者，加桂枝、吴茱萸等温胃散寒；兼烦躁易怒、喜太息者，加玫瑰花、郁金、合欢花、香橼皮、佛手、木蝴蝶以疏肝理气解郁；兼舌苔黄腻者，加蒲公英、苍术、佩兰、生薏苡仁等清热利湿、和胃降逆；胃饥不欲食，口干者，加百合、沙参、麦冬、玉竹、石斛、天花粉等滋阴清热、和胃降逆；吐酸甚者，加煅瓦楞子、大贝母、海螵蛸、珍珠粉、白及以制酸，保护胃黏膜。

杜老对于慢性胃炎的病人，无论诊疗多忙，必耐心嘱咐每位患者忌食辛辣、酸、甘之物，保持情绪乐观，防止复发。

3. 验案举例

患者21岁，女性。主因反酸、腹胀、呃逆1周来诊。1周前饮酒后出现反酸、腹胀，食后尤甚，心烦，偶反胃，呃逆。舌红，苔薄黄，脉弦。胃镜示：慢性萎缩性胃炎。中医诊断为痞满，证属肝胃不和，胃气上逆。予半夏泻心汤加减，以和胃降逆。处方：法半夏10g，黄连5g，干姜6g，党参12g，香附10g，白及10g，厚朴10g，大腹皮10g，延胡索10g，焦三仙各10g，佛手6g，海螵蛸15g，竹茹10g，珍珠粉（分冲）0.6g。6剂，水煎服，日1剂，分2次服用。药后患者反酸减少，腹胀好转，食欲增加，呃逆亦明显好转。

按： 痞满病因多为饮食不节，劳倦过度，七情失和，表邪入里，脾胃素虚等。《类证治裁》论述痞满时说："痞虽虚邪，然表气入里，热郁于心胸之分，必用苦寒为泻，辛甘为散，诸泻心汤所以寒热互用也。"故方选半夏泻心汤开结除痞，和胃降逆。方中半夏、干姜散寒降逆，黄连苦降清热，党参益气，香附、厚朴、大腹皮行气止痛，白及、海螵蛸、珍珠粉活血消肿、制酸止痛，延胡索、佛手疏肝理气止痛，焦三仙消食开胃，竹茹止呕。诸药合用，共奏辛开苦降、和胃降逆、开结除痞之功，胃腑得养，则诸症悉平。

八、半夏泻心汤治疗胃肠病经验

杜老经常运用半夏泻心汤加减治疗湿热积滞于肠胃或寒热错杂、脾胃功能升降失调而引起的胃脘痛、呕吐、泄泻、痞满、痢疾等多种胃肠道疾患。

1. 治疗病证

腹满系自觉胃脘部痞满，按之不痛且无胀急之象，多由脾、胃、肠功能失常、消化不良、气机阻滞而致。临床多见心下胀满、不思饮食、食后饱闷、恶心欲吐、肠鸣、大便不调、四肢倦怠、舌苔腻、脉弦滑或小数等症，应用半夏泻心汤辛开苦降，消痞除满。

恶心呕吐、胸膈痞满或胃脘胀满、舌苔黄腻、脉滑等症，应用半夏泻心汤降逆镇吐、消痞散结，呕吐可愈。

湿热积滞于胃肠或中气不足，寒热错杂以致胃肠功能失调而出现胃脘痛。临床多见胃脘疼痛或胀痛、嗳气呕恶、肠鸣便溏、舌质暗淡、苔腻微黄等症，用半夏泻心汤加减治疗效果佳。

2. 方药组成

若胃脘痛属气滞血瘀者，加延胡索、川楝子、佛手、丹参等活血理气之品；湿盛腹胀满者，去炙甘草、大枣，加川厚朴、枳壳；若呕吐甚者，多生姜易干姜，或加生姜、竹茹，或加代赭石、旋覆花；大便泄泻者，加白术、茯苓；便脓血里急后重者，加金银花、白头翁、木香。如幽门螺杆菌（Hp）相关性胃炎，加鱼腥草、蒲公英等，以增强清热解毒、杀灭 Hp 之功效；慢性溃疡，加白芍、白及收敛止痛；慢性萎缩性胃炎，加丹参、三棱、莪术、川芎、白花蛇舌草、山慈菇等活血化瘀、清热解毒；胆汁反流性胃炎，加茵陈、枳壳祛湿利胆、降胃；胃食管反流病，加沉香、槟榔、广木香和胃降逆；功能性消化不良，加炒二芽、山楂消食导滞；慢性结肠炎，加葛根、秦皮清热祛湿，乌梅涩肠止泻；肿瘤化疗引起消化道反应，加山慈菇、白花蛇舌草清热解毒、抗癌；舌苔黄腻，加藿香、佩兰、薏苡仁祛湿化浊；上消化道出血，则加生大黄凉血止血，白及敛疮止血。

3. 应用体会

半夏泻心汤寒热并用，辛开苦降，是一张调理肠胃的方子。适用于中气不足、邪犯肠胃以致胃肠功能失调、寒热互结而出现胃病、痞满、恶心、呕吐、肠鸣泄泻等症。

半夏泻心汤证的病机主要有两个方面：其一是寒热错杂。可因外邪入里化热，苦寒太过伤阳，热自外入，寒自内生，寒热错杂，痞塞于心下，肠胃功能失调而致诸症。但以临床所见，寒热错杂也有因胃肠功能失常而引起者。其二是虚实相兼。半夏泻心汤所治之胃肠病，多属虚中夹实。临床上观察，所夹之邪多以湿热为主，脾胃本虚，运化失常，湿热内蕴，阻于中焦，气机不畅，脾胃升降失常而致痞满呕吐、胃痛、泄泻等症。本方辛开苦降，寒热并用，补兼开泄，以调整胃肠功能。可见，半夏泻心汤主要针对脾胃本虚，升降失调，寒热错杂而设。

半夏泻心汤证原是以心下痞闷、呕吐肠鸣、大便不调为主证，后世医家应用本方治疗多种病证。在临床上治疗胃肠道疾病时，凡辨证属中焦虚弱，寒热失调，或脾胃不足，湿热内蕴，升降失调者均可以运用本方加减治疗。临床实践证明，本方对调整胃肠道功能有一定作用，主要适用于胃肠道本身的疾患，以及某些胃肠外疾病影响到胃肠而出现上述病证者。所治之病例的临床症状虽然不同，但均以半夏泻心汤加减治愈，说明半夏泻心汤之运用只要病机相符即可。然而在临床上必须审证求因、辨证确切，而后用之，方能收到满意的疗效。

胃肠之病多因饮食不当所致。因此在治疗本病时除药物治疗外，一定要嘱患者注意饮食调摄，包括进食的质量、温度以及定时就餐，切忌暴饮暴食及过食辛辣和刺激性食物。否则，即使药物对症，也不能取得满意的疗效。另外，治疗期间还应注意调节情志，因情志不调往往是促成或诱发疾病的重要因素。所以在治疗胃肠病时，一定要嘱患者注意饮食、情志的调节，以配合药物治疗。

4. 验案举例

患者郑某，男性，36 岁，干部。1986 年 7 月 14 日初诊。患者自述胃脘痛反复发作 4 年余。曾服用复方氢氧化铝、法莫替丁、胃得乐等药，药后症状减轻，但停药后疼痛又作。近 1 个月来疼痛加重，发作频繁，服用中成药未见效果。1 周前做纤维胃镜检查，诊断为"慢性浅表性胃炎"，给予胃得乐、雷尼替丁等西药，症状不缓解，故来我院门诊求治。刻下：胃脘部胀痛，尤以食后加重，时有刺痛，纳少倦怠，大便微溏，每日 2 次。舌质暗淡，苔腻微黄，脉弦滑。中医诊断为"胃脘痛"，证属脾胃虚弱，湿热中阻，气机不畅。治宜健脾和中、清化湿热，佐以理气活血。拟以半夏泻心汤加味。处方：法半夏 10g，黄芩 10g，黄连 5g，党参 12g，延胡索 10g，川楝子 12g，川厚朴 12g，三七粉（分冲）3g，香橼皮 10g，干姜 5g。3 剂，水煎服，日 1 剂。

7 月 18 日复诊。服用上方 3 剂后，胃脘痛明显好转，刺痛消失，纳食增加，现唯感食后胃脘部略胀，大便每日 1 ～ 2 次，微溏。苔薄白微腻，脉弦滑。前方已效，仍宗原意。上方减川楝子，加炒白术 12g，又取 3 剂。药后胃脘痛消失，纳食基本恢复正常，大便每日 1 ～ 2 次，基本成形，苔薄白，脉弦滑。为巩固疗效，前方加茯苓 12g，再进 3 剂，水煎服，日 1 剂，并嘱其注意饮食调理，以防疾病再发。随访半年，本病未再发作。

九、慢性腹泻的中医诊治经验

腹泻是指每日排便超过3次，而且粪质稀薄。病程超过4周者则为慢性腹泻。多种疾病均可表现有慢性腹泻，其中包括肠道本身的疾病、其他器官疾病甚至某些全身性疾病，如炎症性肠病、缺血性结肠炎、尿毒症性肠炎、大肠癌或结肠腺瘤病（息肉）、小肠吸收不良、肠易激综合征、肝硬化、甲状腺功能亢进、糖尿病及系统性红斑狼疮等。其致病原因包括细菌、霉菌、病毒、原虫等微生物感染，或过敏、变态反应等所致的肠道慢性炎症性反应。长期过度疲劳、情绪紧张、营养不良等也可成为诱因，或继发于咀嚼障碍、胃酸缺乏、肠道寄生虫等疾病。中医并无"慢性腹泻"病名，根据其证候，应属于"泄泻"的范畴。

1. 病因病机

杜老认为本病的病位在大肠，其主病之脏在脾，并涉及肝、肾等脏腑。临床上慢性腹泻的病因病机较为复杂，其致病因素可分为感受外邪、饮食所伤、七情不和及脏腑虚弱等，发病的关键仍是由于各种因素引起的脾胃功能失调。正如张景岳有"泄泻之本，无不由于脾胃"的论述；而"暴泻多实，久泻多虚"，故慢性腹泻多责之于脾胃虚弱。脾胃虚弱不能受纳水谷和运化精微，水谷停滞，清浊不分，混杂而下，遂成泄泻；如果兼见情志失调，肝气郁结，气机不畅，横逆乘脾，运化失常，则可加重泄泻。"泄泻不愈，必自太阴传于少阴"，说明久泻不愈，必伤及肾，久病及肾，损及肾阳，或年老体衰，阳气不足，脾失温煦，运化失常，而致泄泻。肾阳与脾阳关系密切，肾阳虚弱则不能温煦脾土，从而影响脾胃对水谷的腐熟，亦能导致或加重腹泻。所以在慢性腹泻的病机上，除了脾胃虚弱之外，肾阳不足、命火虚衰也是一个重要因素。

2. 辨证施治

对于慢性腹泻的治疗，杜老常用扶脾、调中、温肾、淡渗、化湿、甘缓、酸收、固涩等法，临床疗效显著。

（1）脾虚泄泻：脾虚证的患者脾胃运化之力欠佳，稍进油腻食物或饮食稍多，大便次数即明显增多而发生泄泻，甚者伴有不消化食物，大便时泻时溏，迁延反复，饮食减少，食后脘闷不舒，气虚较甚的可见面色萎黄、神疲倦怠、舌淡苔白、脉细弱。分析其原因，是由于脾气虚弱不能运化水谷，饮食受纳下行不足，故食后脘闷，食欲欠佳；泄泻日久，不得精气充养，出现面色萎黄、神疲倦怠。此时当以健脾益气为主要治法。方药以四君子汤（《太平惠民和剂局方》）为基础。方中人参、白术、茯苓、甘草健脾益气。虽言四君子汤可作为治疗脾虚的基础方剂，但若脾阳虚衰、阴寒内盛，症见腹中冷痛、喜温喜按、手足不温、冷汗淋漓、大便腥秽者，可用附子理中汤（《太平惠民和剂局方》）以温中散寒；若久泻不愈、中气下陷，症见短气肛坠、时时欲便、解时快利，甚则脱肛，可用补中益气汤（《脾胃论》），根据病情轻重，调整黄芪、党参以益气升清、健脾止泻；如果湿重，见大便黏腻不爽、肢体困乏、舌淡胖齿痕重、脉滑，可加用炒薏苡仁、车前子、炒苍术等健脾祛湿之品，此时主方则变为参苓白术散（《太平惠民和剂局方》）。

（2）肾虚泄泻：即所谓"五更泻"，表现为晨起脐腹作痛，肠鸣即泻，泻下溏便，甚则完谷不化，泻后即安，小腹冷痛，形寒肢冷，腰膝酸软，舌淡苔白，脉细弱。之所以本证表现较脾胃虚弱更严重，是由于日久损伤脾胃，迁延损及肾阳，临床表现为一派虚寒之象，治宜温补脾肾求本，同时应固涩止泻治标。治法：温补脾肾，固涩止泻。方选四神丸（《证治准绳》)。四神丸方中补骨脂温阳补肾,吴茱萸温中散寒,肉豆蔻、五味子收涩止泻。可加附子、炮姜,或合金匮肾气丸温补脾肾。若年老体弱,久泻不止,中气下陷,加黄芪、党参、白术益气升阳健脾,亦可合桃花汤固涩止泻。

(3)肝郁泄泻:症状:每逢抑郁恼怒,或情绪紧张之时,即发生腹痛泄泻,腹中雷鸣,攻窜作痛,腹痛即泻,泻后痛减,矢气频作,胸胁胀闷,嗳气食少,舌淡,脉弦。肝为刚脏,性喜条达,若抑郁恼怒,则肝气横犯脾胃,克制脾土运化之功,导致腹痛剧烈,泄泻骤作。其人平素亦易怒抑郁,造成了病情反复发作。治法:抑肝扶脾,调中止泻。方药:痛泻要方(《丹溪心法》)。方中白芍养血柔肝,白术健脾补虚,陈皮理气醒脾,防风升清止泻。若肝郁气滞、胸胁脘腹胀痛,可加柴胡、枳壳、香附;若脾虚明显、神疲食少,加黄芪、党参、扁豆;若久泻不止,可加酸收之品,如乌梅、五倍子、石榴皮等。

3. 经验方"扶中四神汤"临床应用经验

慢性腹泻患者中符合脾肾两虚、肾阳亏虚型者,杜老采用自拟的"扶中四神汤"扶脾益肾、分利化湿,佐以固涩治疗,临床疗效显著。方药组成如下:生山药 20g,炒白术 20g,补骨脂 10g,吴茱萸 3g,肉豆蔻 6g,五味子 5g,车前子(布包)15g,茯苓 15g,炒薏苡仁 15g,炒稻芽、炒谷芽各 10g。根据症状不同,随症加减:若大便失禁加诃子肉、乌梅;腹痛肠鸣加木香、乌药、白芷;湿热较盛加黄连、黄芩。"扶中四神汤"由扶中汤合四神丸加减而成,其中扶中汤补脾、四神丸温肾,再佐以利湿固涩之品,临床效果较好。扶中汤来源于张锡纯的《医学衷中参西录》,为治疗泄泻久不止、气血俱虚、身体羸弱的有效方剂,方由生山药、炒白术、龙眼肉组成。我们在组方时取白术、山药为方中主药,其中白术健脾燥湿,为补气健脾的要药;山药既补脾气又益脾阴,且兼有涩性,能止泻，并有益肾的作用。张锡纯在治疗泄泻时，几乎方方不离山药，可见用山药治疗久泻恰到好处。张锡纯在用白术、山药配伍时，是以白术健脾胃之阳、山药滋脾胃之阴为目的，两药配伍，脾胃阴阳得复，运化正常，泄泻自止。现代药理研究认为，山药、白术有缓和胃肠痉挛、恢复胃肠正常蠕动、提高机体免疫功能的作用。四神丸来自《证治准绳》，具有温补脾肾、涩肠止泻之功，为治疗肾阳不足，五更泄泻的有效方剂。其中补骨脂、吴茱萸补肾助阳、温脾止泻；五味子、肉豆蔻温脾肾而善于收敛、涩肠，对肠黏膜有保护作用。扶中汤与四神丸两方合用，补脾温肾，相得益彰，以治泄泻之本。车前子、薏苡仁、茯苓淡渗利湿，即利小便实大便，治其标。脾胃虚弱易造成饮食停滞，故加炒稻芽、炒谷芽，消食和中、健脾开胃。

4. 预防调摄

杜老认为脾的功能正常才能保证排泄有度。脾为湿土，喜燥恶湿，日常生活中应注意饮食宜清淡、易消化，少进肥甘、厚味、甜腻之品，选用健脾补益之品，如豆制品、鳗鱼、鲫鱼、牛羊肉、瘦猪肉、鸡蛋、牛乳等。蔬菜如扁豆、南瓜、番茄等，亦可选姜、椒等调味品，及龙眼、大枣等水果。脾气亏虚者，宜进食柔软、易消化的食物，如用莲子、芡实、扁豆、薏苡仁等煮粥，忌食生冷蔬菜水果。腹部注意保暖，对冷痛者可考虑艾灸、热敷或穴位贴敷。慢性腹泻患者因长时间受疾病困扰，应该注意保持乐观的情绪、平衡的心态，避免情绪波动，这一点对肝气郁滞证的泄泻患者尤其重要。

十、理气通降汤治疗肝胃气滞证的胃脘痛经验

胃脘痛是临床上的常见病、多发病，包括西医学的急性胃炎、慢性胃炎、功能性消化不良、胃溃疡、十二指肠球部溃疡、十二指肠炎、胃痉挛、胃神经官能症等，每每以胃脘痛为其主症。其发病原因多因情志不调、饮食不节、劳倦内伤和感受外邪，从而导致胃、脾、肝等脏腑功能失调，气血失和，胃气阻滞，不通则痛。杜老根据通降理论自拟"理气通降汤"治疗肝胃气滞证的胃脘痛在临床上取得了满意的疗效。

1. 肝胃气滞证的胃脘痛诊断标准

主症：①胃脘胀痛；②疼痛攻窜不定或痛连两胁；③嗳气频作；④遇抑郁、恼怒诱发或加重。兼症：①胸脘痞闷不舒；②嗳气或矢气后疼痛减轻；③排便不畅；④不思饮食。舌脉：舌质淡红，苔薄白或薄黄，脉象弦或弦滑。凡具备主症4项中的3项和舌苔、脉象，或具备主症中的2项和舌苔、脉象，加兼症2项以上者，即可诊断为肝胃气滞证的胃脘痛。

2. 治疗方药

基础方药：香附、紫苏梗、陈皮、佛手、香橼皮、延胡索各10g，枳壳、川楝子各12g，丹参15g，檀香6g，砂仁（后下）3g。加减：胃气上逆，恶心呕吐或频频嗳气者，加法半夏、代赭石、旋覆花；胃胀满较重者，加大腹皮、厚朴；反酸者，加海螵蛸、煅瓦楞子；恶心呕吐者，加橘皮、竹茹；大便秘结者，加生大黄（后下）；疼痛较重，伴有刺痛或痛处不移，兼有瘀血者，加生蒲黄、炒五灵脂，或炙猬皮、炒九香虫。胃镜检查黏膜充血、水肿明显或糜烂者，加蒲公英、败酱草。溃疡病活动期，加

海螵蛸、白及、三七粉。

3. 临证体会

胃为水谷之海，主受纳腐熟水谷，以通为用，以降为顺。胃的受纳、通降功能又与肝脾两脏密切相关，尤其是肝的疏泄功能，若肝失疏泄而郁结，则胃气壅滞而为病。胃喜通利而恶壅滞，胃病产生的疼痛、胀满、嗳气、恶心呕吐、纳呆等症状均由胃气郁滞，失于通降所致，因而临床治疗胃病应以通降为主。根据胃病的特点，对胃脘痛的治疗是以气血为纲，治从通降入手，重视气血与胃主通降之性与胃病的关系，并认为气滞不通是胃病发生、发展的重要环节，不论肝气犯胃或脾胃虚弱，均可致胃气壅滞，壅滞不通轻者则为胀，重者则为痛。《景岳全书》强调了"气滞"这一因素，治疗以"理气为主"。叶天士强调"久痛入络"，治疗胃痛当明其在气在血，而施以理气活血之法。因而在临床上，采取以"通"为主的治法，通则调畅气机，疏其壅塞，消其郁滞。同时主张"治胃病必调气血"及"调气以和血""调血以和气"。因为气血通畅、胃气通降，则疼痛自愈，对于肝胃气滞证的胃脘痛，临床上采用理气通降法，疗效显著。

胃脘痛的病因病机总不离气郁、脾虚、寒热失调、饥饱不匀，其中肝气犯胃又为临床最常见。杜老根据胃的生理病理特点，结合多年的临床经验，组成了"理气通降汤"。选方以《医学三字经》治"三气痛"的香苏散为主方进行加减。方中香附微苦、微甘、性平而不寒不热，善于疏肝解郁、调理气机，具有行气止痛之功，为君药。香橼皮、佛手、枳壳疏肝理气而不伤阴，为臣药，香橼皮、佛手二药，性味辛、苦、温，入肝、脾、胃经，均具有疏肝理气、和中止痛的功效，气味清香而不烈，性温和而不峻，我们常与香附同用，增加疏肝解郁、行气止痛的作用，对于肝失疏泄、脾胃气滞的脘腹疼痛、嗳气吞酸等症均有良效；枳壳苦辛、微寒，归脾、胃、大肠经，行气通降之力较强，具有行气宽中、除胀满的作用，与香附同用，泻脾胃之壅滞、调中焦之运化。檀香、砂仁、紫苏梗、陈皮温中行气、化湿醒脾升胃，为佐药。气为血帅，气行则血行，气滞则血瘀。胃痛患者大多病程较长，反复发作，中医认为"久病入络，气病及血"，对于肝胃气滞证的胃脘痛，在运用理气通降的基础上，可兼用活血药，即调气以和血，调血以和气。方中丹参、延胡索活血化瘀止痛，延胡索兼有行气之功为佐药；川楝子苦寒，具有疏肝泄热、行气止痛之效，可制约紫苏梗、砂仁之温，为佐药。方中的香附、延胡索二药，既入气分又入血分，二者联合应用，理气活血止痛效果较好。总之，全方共奏理气通降、和胃止痛之效。

"理气通降汤"可以疏通瘀滞的气血，使脾胃的气血调和而达到止痛的目的。现代部分研究报道显示，香附、紫苏梗、枳壳、香橼皮等理气药可以调节胃肠蠕动及幽门括约肌功能，减轻胆汁反流，缓解黏膜下血管痉挛和缓解胃肠平滑肌痉挛，能够排出胃肠积气、积物。丹参、延胡索等活血药可以增加胃黏膜血流量，改善微循环，加速炎症的吸收和溃疡愈合。

近些年来，临床上广泛开展了宏观辨证与微观辨证相结合的辨证方法，特别是关于内窥镜下黏膜像与中医证型关系的研究，临床报道甚多。杜老在运用中医传统的辨证论治方法的同时，也注意观察胃镜下病灶的局部表现，即宏观与微观相结合，整体治疗与局部治疗相结合，将胃镜下病变局部的黏膜情况，根据中医理论进行微观辨析。如慢性浅表性胃炎急性发作期，胃镜下黏膜充血、水肿明显，尤其是伴有糜烂出血者，或溃疡病的活动期，溃疡周围肿胀、糜烂、出血，分泌物色黄而黏稠者（状似疮疡）。此时，在宏观辨证的基础上，加用蒲公英、败酱草等清热解毒之品，临床上不但能尽快地改善症状，而且还能促进糜烂和溃疡面的恢复和愈合。现代医学认为慢性胃炎、消化性溃疡的发病多与幽门螺杆菌有关，因此在治疗胃脘痛时，杜老往往在基础方中加入蒲公英，中医认为该药具有清热解毒、泄肝和胃的作用，现代医学研究认为蒲公英对幽门螺杆菌有抑菌和杀菌作用。在治疗溃疡病时，杜老还会加入敛疮生肌、行瘀止痛的三七粉、白及、海螵蛸，对溃疡的愈合有一定作用。杜老应用"理气通降汤"治疗肝胃气滞证的胃脘痛取得了较好的疗效，该方容易掌握、目前未见不良反应，适宜在临床上推广应用。

4. 验案举例

宋某，男性，35 岁，农民。1987 年 12 月 10 日初诊。患者反复发作胃脘痛 2 年，每于生气或饮食不慎即发，近 1 个月来，因心情不畅加之饮酒，胃痛又作。半个月前胃镜检查显示：胃体部散在片状充血水肿，表面有白色分泌物，黏膜颜色红白相间。胃镜提示慢性浅表性胃炎。服用鼠李铋镁片及中药，症状改善不明显。诊时症见痛苦面容，自述胃脘胀痛，连及两胁，偶有针刺样疼痛，嗳气时作，纳少无味，恶心，时有吐酸，大便 1 ～ 2 日一行。舌尖红，苔薄白，脉弦滑。中医诊断：胃脘痛。肝胃气滞证。西医诊断：慢性浅表性胃炎。治疗以理气通降、和胃止痛为主。

处方：香附、紫苏梗、陈皮、枳壳、延胡索各 10g，丹参 10g，檀香 10g，砂仁（后下）3g，大腹皮、川楝子各 12g，炒五灵脂 15g，佛手 10g，香橼皮 10g。4 剂，水煎服，日 1 剂。

药后胃脘胀痛明显减轻，针刺样疼痛消失，纳食略增。方已见效，继宗原法，上方去檀香，加蒲公英 15g，再服 5 剂，胃脘痛、嗳气、恶心等症状基本消失，纳食明显增加，偶感食后胃脘不适，上方去大腹皮、砂仁，加焦三仙各 10g，4 剂，以调理巩固疗效。患者于 12 月 25 日复诊时，精神好，自述病症消失，纳食恢复正常。为进一步巩固疗效，又予上方 5 剂，嘱其隔日 1 剂，并要禁酒、忌恼怒、注意饮食调摄。次年 5 月 22 日患者因他病来诊，诉说自上次服药后胃病未作。

十一、健脾益气、活血解毒法治疗脾胃虚弱证的胃脘痛经验

胃脘痛包括慢性胃炎、胃溃疡、十二指肠球部溃疡、十二指肠球炎、胃下垂等，杜老运用健脾益气、活血解毒法治疗脾胃虚弱证的胃脘痛，临床上取得了较好的疗效。现总结如下。

1. 病因病机

胃脘痛是以上腹胃脘近心窝处疼痛为主症的病症。脾胃虚弱证的胃脘痛发病诱因以饮食不节、饥饱失常为最多，劳倦内伤次之。也有因情志不调、长期服用刺激性药物引起的。饮食不节、饥饱无常会损伤脾胃，导致胃气壅滞，胃失和降，不通则痛。过食辛辣刺激，肥甘厚味，恣饮酒浆，导致蕴湿生热，湿热中阻，灼扰胃腑，不荣则痛。素体脾胃虚弱，劳倦过度，饮食所伤，久病致中焦虚寒，脉络失于温养，不荣则痛。食物对胃黏膜可引起理化性质的损害。咖啡、浓茶、烈酒、辛辣调料等食品，以及偏食、饮食过快、暴饮暴食等不良饮食习惯，均可能是导致胃炎与溃疡病的相关因素。

研究表明，在饮食不节的情况下，各种食物的理化因素和酸性胃液的消化作用均能损伤胃黏膜而导致溃疡形成。饮食不节可使黏液分泌、胃黏膜屏障完整性、黏膜血流和上皮细胞的再生中的一个或几个因素受到干扰，pH 梯度便会降低，保护性屏障遭到破坏，从而发生溃疡病。

2. 诊断标准

脾胃虚弱证的胃脘痛的主症：胃痛隐隐，疼痛喜按。①次症：空腹痛

著，得食痛减；②食后作胀；③倦怠乏力，神疲懒言。兼症：①大便溏薄或初硬后溏；②劳累后易发或加重；③纳呆食少。舌脉：舌质淡或舌胖，边有齿痕，苔薄白，脉细弱无力或沉细。凡具备主症和舌苔、脉象和次症1项者，即可诊断为脾胃虚弱证的胃脘痛；或具备主症和舌苔、脉象，加兼症2项以上者，也可以诊断为此病。

3. 治疗方法

运用健脾益气、活血解毒法。方以香砂六君子汤加减，方药组成：木香6g，砂仁（后下）5g，陈皮、法半夏、延胡索各10g，党参、白术、茯苓各15g，川楝子10g，丹参15g，蒲公英30g。水煎服，日1剂，分2次服。加减：中焦虚寒，胃痛喜温、喜按者，加高良姜10g，香附10g；若胃疼隐隐不止，大便不溏者，加炒白芍15～30g，炙甘草10～15g；若形体消瘦，内脏下垂，脾气下陷者，加炙黄芪20～30g，柴胡5g；兼有气滞、脘腹胀满者，加厚朴6～10g，佛手10g；若胃脘时有刺痛或痛处不移，瘀血明显者，加生蒲黄6g，炒五灵脂10～15g，或加九香虫6g，炙猬皮6g；吐酸较重者，加海螵蛸12g，煅瓦楞子12g；黑便者，加三七粉（冲服）3g，白及10g，大黄粉（冲服）3g；胃镜检查属溃疡病活动期者，加海螵蛸10g，白及10g，三七粉（冲服）3g。

4. 临证体会

临床上胃脘痛的发病原因虽有气、血、痰、湿、寒、热、虚等不同，但引起胃脘痛发作的共同病机是胃气阻滞，胃失和降，不通则痛。《寿世保元》阐明了饮食不节致胃脘痛；《景岳全书》强调了"气滞"这一因素，治疗以"理气为主"。叶天士强调"久痛入络"，治疗胃脘痛当明其在气在血，而施以理气活血之法。因此，我们在组方时，加入了金铃子散（延胡索、川楝子）疏肝行气、活血止痛。现代医学研究表明延胡索含生物碱，内服可产生类似吗啡及可待因的效果，能显著提高痛阈，有镇痛作用。其所含延胡索乙素能抑制胃液分泌和降低其消化力，能使肌肉松弛，有解痉镇吐作用。川楝子含挥发性脂肪酸，为醋酸及己酸，有抗酸和解痉作用。方中加丹参活血祛瘀，增强止痛效果，使气血通畅，脾胃功能恢复，疼痛自止。现代医学研究表明丹参可加快血液流速，改善微循环，促进胃黏膜组织的修复与再生，抑制纤维细胞的过度增长，有助于颗粒结节消失。蒲公英对幽门螺杆菌有抑菌和杀菌作用。同时慢性胃炎急性期发作和溃疡病活动期，胃镜下可见黏膜充血、水肿或糜烂出血，类似于中医的胃痛，故加入蒲公英等清热解毒之品，既清热解毒又能健胃，临床上不仅能尽快地改善症状，而且还能促进糜烂和溃疡面的修复和愈合，防止本病复发。

十二、溃疡性结肠炎的中医药诊治经验

溃疡性结肠炎是一种局限于结肠黏膜及黏膜下层的慢性非特异性肠道炎症性疾病。病变多位于乙状结肠和直肠，也可延伸至降结肠，甚至整个结肠。病程漫长，常反复发作。可见于任何年龄段，20～30岁最多见。根据本病的症状，可归为中医"久痢"的范畴。现代医学治疗本病主要应用抗炎、对症支持疗法，必要时应用类固醇激素或免疫抑制剂，中医药治疗本病有独特优势，现将杜老对该病的病因病机认识和辨证论治经验总结如下。

1. 病因病机

久痢的致病因素包括外感邪气、饮食不节、情志失调，以及内伤劳倦等，然而正气不足可以说是本病最根本的发病基础。正气不足主要涉及先天禀赋不足、肺气虚、脾胃虚弱，其中尤以脾肾虚损，健运失常最为关键。《素问·评热病论》云:"邪之所凑,其气必虚。"《时病论》云:"壮者邪不能居。"均说明正气存内,邪不可干。饮食不节(也包括饮食不洁)是影响久痢转归的重要因素,《素问·太阴阳明论》云:"食饮不节,起居不时者,阴受之……阴受之则入五脏……入五脏则腹满闭塞,下为飧泄,久为肠澼。"可见,饮食、起居不当皆可对脾胃造成损坏,脾胃虚弱则水湿内停,湿浊内生,湿浊或从寒化,或从热化,致使寒湿、湿热壅滞肠道,气血运行不畅,化腐成脓,发而为病。情志失调、内伤劳倦这两个致病因素则可以说是关系紧密,现代工作生活中人们的脑力、体力劳动强度较高,加之心理压力,导致人们易出现多种身心疾病。溃疡性结肠炎患者的精神状态就可直接影响疾病的程度及预后。究其原因,精神紧张、忧虑过度等皆可致肝郁,肝失疏泄,肝脾为母子关系,肝气过旺则横逆犯脾,致使脾失健运;或思虑过度直接伤脾等皆可导致。

本病病性为本虚标实,病位在大肠,与肝、肾、脾、肺等脏器功能的调畅与否息息相关。活动期辨证以实证居多,如热毒、湿热等证型,为外邪侵袭或内伤蕴热伤及脾胃或大肠血络,大肠传导失司,故出现血溢脉外,同时湿热或毒邪阻滞气机,肠络阻滞,不通则痛;缓解期则多为虚证或虚实夹杂,多数为脾虚湿滞,运化失健,也有患者可出现肝郁、肾虚、肺虚、血虚、阴虚和阳虚的证候特征。

2. 辨证论治

据临床研究统计,溃疡性结肠炎的中医辨证分型可达十几种,现将杜老在临床上较多见的证型整理如下。

(1)大肠湿热证:该证是由于湿热之邪熏灼肠道,阻滞气血,损伤脂络,腐败化为脓血,瘀滞肠道,腑气不通,气机不畅,传导失职,则见脓血痢疾。《类证活人书·伤寒下利》中云:"湿毒气盛,则下利腹痛,大便如脓血。"《杂病源流犀烛》认为:"痢之为病,由于湿热蕴积,胶滞于肠胃中而发，宜清邪热，导滞气，行瘀血，而其病即去。"故治法以清热燥湿、行气和血为主，方药选芍药汤（《素问病机气宜保命集》）加减：芍药、当归、黄连、黄芩、槟榔、木香、炙甘草、大黄、肉桂等。如果见苔黄、干燥，伤津甚者，可去肉桂，避温就凉；如苔腻，脉滑，兼有食积，加山楂、神曲以消积；如舌红或紫暗，脉数，血分热毒颇盛，加白头翁、秦皮、水牛角清热解毒凉血；如痢下赤多白少，或纯下血痢，加牡丹皮、地榆凉血止血。

（2）脾气亏虚证：脾胃为后天之本，气血化生的关键，临床多种疾病可导致脾气亏虚，而脾气亏虚又可继而引发多种疾病。溃疡性结肠炎脾虚证的患者不少是由于先天脾胃不足易感外邪，也有一部分是久痢后伤及脾胃之气，湿邪内生，最终见脘腹胀满，大便溏薄，精神不振，肢体倦怠，少气懒言，面色萎黄或㿠白，或肢体浮肿，舌淡苔白，脉缓弱无力或滑；另外，因脾主统血，脾气亏虚有时也可表现为脾不统血，症见大便下血、血便混杂。方用参苓白术散（《太平惠民和剂局方》）：人参（或用党参代替）、茯苓、炒白术、山药、白扁豆、莲子、炒薏苡仁、砂仁、桔梗、炙甘草。倦怠乏力较甚者可加黄芪，重用党参或用人参以益气健脾；腹胀满、纳差等气滞湿阻明显者，加厚朴、苍术健脾燥湿止泄、行气除满；胸胁胀满者为兼有肝郁，加柴胡、枳实、青皮以疏肝理气解郁。

（3）肝郁脾虚证：该证型临床也较为多见。现今人们生活工作节奏较快、压力大，很多慢性胃肠病其实可归属到身心疾病范畴，而主流医学界也逐渐认识到这一点，逐渐将心理干预及抗焦虑抑郁等治疗方法纳入胃肠病的治疗中。中医自古就将疏肝作为治疗脾胃疾病的重点，因肝主疏泄，肝气郁滞则气机不畅，肝木克土，则脾胃功能失和，症见情绪抑郁或焦虑不安，常因情志因素诱发大便次数增多，腹痛即泻，泻后痛减，腹胀肠鸣，舌质淡红，苔薄白，脉弦或弦细。用方可选痛泻要方（《丹溪心法》）

合用四逆散或逍遥散：陈皮、白术、白芍、防风、柴胡、炒枳实、炙甘草等。加减：腹痛、肠鸣者，加木香、木瓜等；腹泻明显者，加茯苓、山药、芡实等。

（4）脾肾阳虚证：该证型的主症包括：久泻不止，大便稀薄，夹有白冻，或伴有完谷不化，甚则滑脱不禁；腹痛喜温喜按，形寒肢冷，腰酸膝软。舌质多淡胖，或有齿痕，苔薄白润；脉沉细。正如《景岳全书》所言："肾为胃关……阳气未复，阴气盛极之时，即令人洞泄不止也。"治法：健脾补肾，温阳化湿。本证治以附子理中丸（《太平惠民和剂局方》）合四神丸（《证治准绳》）：制附子、党参、干姜、炒白术、甘草、补骨脂、肉豆蔻、吴茱萸、五味子。临证加减：腰酸膝软，加菟丝子、益智仁等；畏寒怕冷，加肉桂；大便滑脱不禁，加赤石脂、禹余粮、诃子等。

（5）寒热错杂证：素体脾胃虚弱，湿盛阳微，或过用苦寒之品，日久伤阳，可致病情由热转寒；脾虚生湿，久蕴化热，或过用温燥之品，可由寒转热，或导致寒热错杂。寒热错杂证的特征是病情时发时止，绵绵不绝，既可以有腹痛绵绵、喜温喜按、畏寒肢冷之虚象、寒象，又可以有心烦、口渴不欲饮、舌红、苔黄之热象，有时还有脓血夹杂、里急后重之实证。治疗上参考乌梅丸（《伤寒论》）治久痢（利）的功用，乌梅丸由乌梅、细辛、干姜、黄连、附子、当归、川椒、桂枝、人参、黄柏组成。本方原为治厥阴寒热错杂证以及蛔厥证的主方。方用乌梅以和肝安胃、敛阴止渴；用附子、干姜、桂枝温经扶阳以胜寒；川椒、细辛辛辣性热，能通阳破阴；黄连、黄柏苦寒以泻热；人参补气以健脾；当归补血以养肝。诸药合用，使寒热邪去，阴阳协调，气血调和。方中虽寒热药物并用，但温热药偏多，又得乌梅酸收固敛，因而可治疗寒热滑脱之久痢，临床中根据寒热程度不同适当加减化裁。大便稀溏者，加山药、炒白术等；久泻不止者，加石榴皮、诃子等。

3. 调摄

杜老认为心理压力的变化与溃疡性结肠炎的病情活动密切相关，长时间承受较大压力可能会导致患者的病情复发或加重，而保持心理健康可以减少疾病的复发。本病分为活动期与缓解期，活动期应注意休息，强调饮食和营养，进食流质饮食；缓解期选择富于营养、少渣的饮食，摄入充足的蛋白质，但应避免食用容易胀气和刺激性的食物。同时结合患者的证型与体质因素制订调摄方案。湿热证患者慎食牛羊肉、动物内脏等温性食品；虚寒证患者避免进食生冷、寒性食物等。同时可配合食疗，脾虚者可服用山药莲子粥，阴虚者可服用百合粥，湿热体质者可服用薏苡仁粥等。

十三、中医药治疗消化性溃疡经验

消化性溃疡是指在胃酸、胃蛋白酶、幽门螺杆菌、非甾体抗炎药等致病因子的作用下，胃黏膜发生的炎症与坏死性病变，病变深达黏膜肌层，常发生于与胃酸分泌有关的消化道黏膜，其中以胃、十二指肠最常见。临床多表现为起病缓慢，病程迁延，上腹周期性、节律性疼痛等特点，伴反酸、嗳气、上腹部局限性压痛，可有神经功能症候群。属于中医"胃痛""嘈杂""胃疡"范畴。杜老经过长期的临床实践，积累了丰富的经验，现将杜老治疗消化性溃疡的经验介绍如下。

1. 审病因，察病机

消化性溃疡的病因可概括为调摄不当，六淫伤中；饮食不节，食滞伤胃；忧思恼怒，肝气犯胃；脾胃虚弱，饥饱失常等。以上因素致使脾失健运，胃受纳腐熟水谷功能失常，胃失和降，不通而痛。胃与脾互为表里，共主升降；脾与肝是木土乘克的关系，肝主疏泄，有调畅脾胃气机的功能。忧思恼怒引起肝胃不和，土虚木乘，气滞血瘀。长期饮食不节、劳倦内伤，导致脾胃虚弱，气血失调。胃气阻滞、胃络瘀阻乃是胃黏膜溃疡形成的关键。胃为多气多血之腑，凡情志不遂、饮食不节、冷热失常、劳倦过度等致病因素均能影响胃的气血功能，故治疗胃病应注重调和气血。活动期溃疡活血生肌，促使溃疡愈合；溃疡愈合后则通过调理气血达到血气流畅、养护胃络的作用，防止溃疡病复发。

2. 审症求因，标本同治

大多数学者认为脾的功能是消化性溃疡发病及转归的关键。杜老认为其病机为脾胃虚弱、寒热互结、脾胃升降失调，久之形成瘀血阻络，终至虚、热、瘀互结，蕴至胃膜、胃络受损，日久腐熟成痈而成内疡（溃疡）。从胃镜所见：溃疡苔厚污秽、周围黏膜肿胀充血。通过多年的实践经验，杜老总结本病是以脾虚为本，寒热、气滞、血瘀为标。因此治疗上应标本同治，辨证辨病结合，综合立法处方。在治疗上既要重视补益脾胃，使脾胃受损的功能得到恢复，又要重视顺气和降、化瘀清热，恢复脾胃的升降功能。

3. 微观与宏观结合

《黄帝内经》曰："有诸内必形诸外。"随着电子胃镜技术的不断发展和普及，临床上在治疗消化性溃疡的过程中日益注重胃镜微观像与中医宏观辨证相结合，其中电子胃镜诊断以胃黏膜形态改变及胃黏膜的病理诊断为依据，中医辨证则是以患者的症状、体征、舌苔、脉象为依据，二者的有效结合能够使医生对病情有更全面地认识，延伸了传统中医四诊中望诊的深度和范围，使微观与宏观结合、辨证与辨病结合，提高诊断的准确性。

现代医学认为消化性溃疡的发生是在致病因素的反复刺激下，胃黏膜发生的炎症与坏死性病变，病变可逐渐深达黏膜肌层。通过多年的临床实践，杜老认为消化性溃疡以实证多见，内镜下表现为病变底部白苔或黄白苔，或出现活动性出血，周围黏膜充血水肿明显。若毒瘀结于局部，可导致胃小凹结构紊乱。溃疡反复、迁延不愈，为病邪留恋，多为湿邪致病，可伴有瘀血阻络，在致病因素的影响下胃气长期壅滞，邪热耗气伤阴，致溃疡难以愈合。在治疗上应以脏腑辨证为主，注重调理气血，辅以清热解毒，但不主张苦寒清热，如溃疡病活动期，内镜下溃疡周围黏膜充血、水肿或者糜烂、出血，并且分泌物厚、色黄而黏稠（状似疮疡），此时在辨证的同时加重蒲公英用量，或再加黄连等清热解毒之品。

4. 验案举例

张某，42 岁，2017 年 6 月 12 日初诊。患者于 3 个月前因饮食不节出现剑突下间断性疼痛，以胀痛为主，时有刺痛，食后明显。食量少，反酸、胃灼热，近 3 个月消瘦 5kg，大便色黑。无恶心呕吐，无腹泻，无发热汗出。查电子胃镜提示胃溃疡（A_2 期），糜烂性胃炎。便常规潜血阴性，肿瘤标志物未见异常。舌暗淡，少苔，脉沉弦。查体：腹部平软，中上腹轻度压痛，无反跳痛及肌紧张，墨菲征阴性，麦氏点无压痛，肝脾肋下未触及。肠鸣音 3 次 / 分。中医诊断：胃疡（脾胃虚弱证）。西医诊断：胃溃疡（A_2 期）。治法：顺气和降，化瘀清热。方药如下：木香 6g，砂仁（后下）5g，黄芪 30g，炒白芍 15g，炙甘草 12g，延胡索 10g，香附 10g，海螵蛸 15g，白及 10g，三七粉（分冲）3g，蒲公英 30g，黄连 6g，炒五灵脂 15g，生蒲黄 6g。7 剂，水煎服，日 1 剂，分 2 次服。二诊：患者自觉反酸、胃灼热、刺痛明显缓解，食后仍有胀痛不适，舌暗红，苔薄黄，脉弦细。前方加威灵仙 10g，生大黄 3g。7 剂，水煎服，日 1 剂，分 2 次服。

按： 本案患者电子胃镜提示胃溃疡，四诊合参，辨证以脾胃虚弱为主，湿热、血瘀为标，故选用自拟"愈疡汤"治疗，既重视补益脾胃，使脾胃受损得以恢复,又重视顺气和降、化瘀清热,恢复脾胃的升降功能。其中黄芪益气健脾、生肌敛疮;白芍合甘草缓急止痛;延胡索、香附、三七祛瘀生新、消肿止痛,延胡索、香附既入气分又入血分,理气活血止痛效果较好;木香、砂仁行气止痛、醒脾开胃;无酸不溃疡,故海螵蛸收涩生肌、制酸止痛;蒲公英入胃经、肝经,既能清热解毒、消痈散结,又能泻肝和胃。宏观与微观相结合,因胃镜提示有糜烂性胃炎,故加入白及消肿生肌、收敛止血,收到较好疗效。二诊患者反酸、胃灼热、刺痛明显缓解,食后仍有胀痛不适,故在原方基础上加威灵仙祛湿止痛降气,生大黄通腑理气、调畅气机。

十四、中医药治疗慢性萎缩性胃炎经验

慢性萎缩性胃炎是消化系统中一种发病机制尚不明确的常见病和多发病,其病理组织学上表现为胃组织黏膜变薄和固有腺体的萎缩,常伴有胃黏膜肠上皮化生和(或)不典型增生,是胃癌癌前病变的一种,其中肠型胃癌通常易在其基础上发生。中医学并无"慢性萎缩性胃炎"病名的记载,但根据其典型的临床表现多将慢性萎缩性胃炎归属于中医"胃痞""胃痛""虚痞""嘈杂""痞满"等疾病的范畴。中医医家对慢性萎缩性胃炎的认识不尽相同,现将杜老治疗慢性萎缩性胃炎的经验介绍如下。

1. 病因病机

胃以降为顺,因滞而病,其发病主要与情志失和、饮食不调、外邪犯胃、先天禀赋不足、脾胃素虚等原因相关。以上病因导致脾胃损伤,脾失健运,胃失和降,气机枢机不利,升降失调,进而发生气滞、湿(痰)阻、食停、寒凝、火郁、血瘀等病理产物,妨碍脾胃气机之升降;或者由于脾胃运纳功能受损,气血生化乏源致使胃络失养。本病病位在胃,与肝、脾关系密切,一般病程较长,病性多为本虚标实、虚实夹杂,本虚多为脾气虚、胃阴虚,标实多为气滞、湿热及血瘀。杜老认为慢性萎缩性胃炎病机的关键为脾虚、气滞、血瘀,治疗上强调通降、理气、祛瘀。病性多为本虚标实,本虚体现在脾胃虚弱;标实体现在气机阻滞,胃失和降;血瘀是在脾胃病变发展过程中逐渐形成的,同时也是其发展甚至恶化的主要致病因素。初病在气,以胀为主;久病入络,以痛为主。治疗应从病机入手,遣方用药多佐以活血通络之品。

2. 治法——脾升胃降,以降为顺

脾胃为后天之本,气血生化之源,中医理论强调脾升胃降,胃属六腑之一,"传化物而不藏""六腑以通为用""胃宜降则和"。在生理上,胃以和降为顺;在病理上,以气机壅滞为主。只有胃气和降、通顺,气血才能正常生化,脾气升华,水谷精微方能输布周身、营养五脏。杜老秉承董建华院士通降胃气之治疗大法,在专注气机壅滞基础上,更关注饮食积滞、湿热内蕴、瘀血阻络等病理因素。刘完素认为:"留而不行为滞,必通剂而行之。"在八纲辨证基础上适当组方用药,消除壅塞,调畅气血,疏通食、瘀、湿、热等积滞,则气机升降出入有序,胃腑恢复通达和降之能。若饮食不节,食滞气阻;忧思寡欢,肝气郁结,"木郁土壅",胃气壅滞;喜怒太甚,肝气过盛,横逆犯胃,胃失和降;湿热中阻,阻遏气机,胃气壅滞;久病体弱,脾胃气虚,运化不及,积滞内生,胃失和降。胃之降浊功能失职,导致痞闷胀满。和降胃气则利于胃腑功能的恢复,即"六腑以通为用""胃气以通为补"之意。

3. 辨证与辨病相结合

辨证论治是中医学的核心和基础，辨证的核心在于四诊合参，杜老在强调传统望、闻、问、切的基础上，注重结合现代诊查手段，尤其是电子胃镜在治疗脾胃疾病中的辅助作用，坚持做到宏观辨证与微观辨病相结合，以提高疗效。慢性萎缩性胃炎在电子镜下表现为局部黏膜变薄、色灰白，可透见黏膜下血管网。结合其舌诊，慢性萎缩性胃炎的患者多见舌质淡、舌体瘦、苔薄或剥脱等气阴不足之象，或早期可见舌质红、苔黄等邪热之象，或萎缩伴有糜烂时可有虚实夹杂、本虚标实的征象。如胃镜下黏膜充血、水肿明显，尤其是伴有糜烂出血或溃疡病活动期，加用蒲公英、败酱草、连翘等清热解毒之品；胃黏膜出血或渗血，则视为病及血分，并据"离经之血便为瘀血"之理，加失笑散、三七粉以止血不留瘀；胆汁反流，则予黄连温胆汤加减，可清热利胆、和胃降逆。治疗上主要以和降胃气为大法，常选紫苏梗、紫苏子、制香附、陈皮、香橼皮等。紫苏梗长于宽胸利膈；紫苏子善降肺气，化痰涎，肺气肃降可助胃气通降；香橼皮能疏肝和胃止痛；陈皮调理脾胃气机。

4. 验案举例

黄某，70岁，2017年4月14日初诊。患者于6年前无明显诱因出现胀满不适，食后明显，继则出现胃脘部疼痛，多以胀痛、刺痛为主，与饮食相关，查电子胃镜提示胃溃疡，规律口服雷贝拉唑等质子泵抑制剂治疗后症状好转。然其后常出现胃脘胀满，食后明显，时有反酸、胃灼热，服用多潘立酮、枸橼酸莫沙比利片等胃肠动力药可一定程度上改善症状。但近2个月来发作频繁，自觉胃脘胀满较前加重，复查电子胃镜，提示胃窦萎缩性胃炎伴糜烂、肠化。刻下：脘胀餐后明显，饮食不慎或劳累后明显，大便不调，夜寐不安。舌暗红，苔黄腻，脉弦滑。查体：腹部平软，中上腹轻压痛，无反跳痛及肌紧张，墨菲征阴性，麦氏点无压痛，肝脾肋下未触及。肠鸣音 4 次 / 分。中医诊断：胃痞（肝胃郁热）。西医诊断：慢性萎缩性胃炎。治法：清肝和胃。处方：柴胡 10g，黄芩 10g，清半夏 10g，陈皮 10g，茯苓 20g，淡竹叶 10g，竹茹 10g，丹参 20g，砂仁 3g，泽泻 10g，紫苏梗 10g，威灵仙 10g，浙贝母 15g，海螵蛸 15g，合欢皮 10g，延胡索 12g。共 7 剂，水煎服，日 1 剂。二诊，服上药后排便通畅，腹胀缓解，情志舒畅，舌暗红，苔薄黄，脉弦细。守方继服 7 剂，水煎服，日 1 剂。

按： 本案电子胃镜提示胃窦萎缩性胃炎伴糜烂、肠化。中医四诊以实证为主，四诊合参辨证为肝胃郁热证，与辨病结合，在通降利气的基础上，加用丹参、砂仁等活血扶正之品，体现了杜老辨证与辨病相结合，同时注重宏观与微观相结合的学术思想。本案患者为肝胃郁热型胃痛，病机为肝胃不和，郁而化热，湿热内蕴，胃络壅滞，不通则痛，治疗遵从清肝和胃降逆之法，收到佳效。方中小柴胡汤、四逆理气消胀、清肝降胃，威灵仙、延胡索理气祛湿止痛，威灵仙兼有降气之功，合欢皮收效，浙贝母、海螵蛸有抑制胃酸之效。

十五、呕吐的中医辨治经验

呕吐是指胃失和降，气逆于上，迫使胃中之物从口中吐出的一种病症。一般以有物有声谓之呕，有物无声谓之吐，无物有声谓之干呕，临床上呕与吐常同时发生，故合称为呕吐。《素问·举痛论》有"厥逆上出，故痛而呕也"的描述，《素问·气交变大论》有"胁痛而吐甚"的描述，《灵枢·经脉》有"是主肝所生病者，胸满呕逆"的描述，以及《素问·至真要大论》有"食则呕""诸呕吐酸""汗发呕吐"及"口糜、呕逆"的描述。呕吐可以出现于多种疾病之中，如神经性呕吐、急性胃炎、心源性呕吐、幽门痉挛、幽门梗阻、贲门痉挛、肠梗阻、急性胆囊炎等。现将杜老治疗呕吐的论治经验整理如下。

1. 病因病机

（1）外感六淫：《素问·举痛论》指出："寒气客于肠胃，厥逆上出，故痛而呕也。"《素问·至真要大论》曰："厥阴司天，风淫所胜，民病……食则呕……"论述了风邪致病。"少阴之胜，炎暑至，呕逆"论述了暑邪致呕。上述种种病邪，均可引起呕吐，且因感邪之异，而有呕酸、呕苦的不同。刘河间曰："胃膈热甚则为呕，火气炎上之象也。"认为呕吐以火热之邪引起者居多。《古今医统大全》曰："猝然而呕吐，定是邪客胃腑，在长夏暑邪所干，在秋冬风寒所犯。论六淫之邪，均可导致营卫失和，气机逆乱，以致胃失和降而上逆，故突然呕吐。"

（2）饮食内伤：《素问·脉解》指出："太阴……所谓食则呕者，物盛满而上溢，故呕也。"指出饮食停滞，胃气上逆，故发生呕吐。杜老认为该病病位在脾胃，饮食与呕吐有着密切的关系，饮食过量、暴饮暴食、多食生冷及肥腻不洁食物都是引起呕吐的病因。

（3）情志失调：恼怒久郁，情志怫逆，肝失条达，横逆犯胃，胃失和降，或肝胆不利，胆气上逆可致胃气上逆，胃中食物、痰涎以及胆汁上溢呕出；或因气机不利，升降失调，胃气上逆动膈而发为哕。如《灵枢·邪气脏腑病形》云："胆病者，善太息，口苦，呕宿汁。"其中尤以肝郁脾虚者多见。

（4）病后体虚：病后体弱同劳倦过度的病机基本相同，均为中气耗伤，一则胃虚不能盛受水谷，二则脾虚不能化生精微推动下行，导致食滞胃中，上逆成呕。

2. 病位

杜老认为本病的病位主在脾胃，与肝、胆、心、肺、肾、大小肠诸脏腑密切相关。脾与胃同居中焦，以膜相连，足太阴经属脾络胃，足阳明经属胃络脾，两者构成表里配合关系，同居中焦，是饮食水谷运化的场所，无论是外邪还是内伤因素导致脾胃的功能失常，都会发生呕吐，因此，呕吐的病位主要在脾胃。如《灵枢·经脉》曰："脾足太阴之脉……夹咽，连舌本，散舌下。其支者，复从胃别上膈，注心中，是动则病舌本强，食则呕，胃脘痛，腹胀善噫……"肝主疏泄，调畅气机，以协调脾胃升降，并疏利胆汁，输于肠道，促进脾胃升清降浊的运化功能。若脾气健旺，运化正常，水谷精微充足，气血生化有源，肝体得以濡养而使肝气冲和调达，则有利于肝疏泄功能的发挥。若肝失疏泄，肝气犯胃，胃失和降，则会出现呕吐、泛酸。心经郁热，心火亢盛，内燔足阳明胃经，则可使胃气上逆而呕吐。如《素问·刺热》曰："心热病者……烦闷善呕……"脾属土而肾属水，脾土有制约水液泛滥的作用。土虚则水侮，水脏之变则易殃及脾胃，出现呕吐之证。如《素问·厥论》云："少阴厥逆，虚满呕变……"肺与胃经脉相连，其气主降，均喜润恶燥，生理上相互依赖，相辅相成。肺主宣发肃降，布散精气津液以滋养胃；而胃受纳腐熟，与脾主运化配合，化生气血津液以养肺。故在病理情况下，肺胃之间亦多相互影响。如《素问·厥论》云："手太阴厥逆……善呕沫……"可见，呕吐的病位不仅仅在脾胃，而是与全身各个脏腑密切相关。

3. 辨证要点

杜老认为该病首辨可吐不可吐，次辨虚实，再辨呕吐物。降逆止呕为治疗呕吐的正治之法，但人体在应激反应下会出现保护性呕吐，使有害的物质排出体外，不需要运用止吐的方法。如因胃有食滞、毒物等有害之物发生呕吐时，不可见呕止呕，当使邪有所出路。实证呕吐一般起病急、病程较短，病因明显，多为感受外邪、伤于饮食、情志失调等，呕吐量较多，形体壮实。虚证呕吐大多起病较缓、病程长，或表现为时作时止，发病因素不甚明显，呕吐物不多，常伴有精神不振、体倦乏力。

4. 治疗原则

呕吐总由胃气上逆所致，故和胃降逆为其总的治疗原则。实证呕吐应祛邪为先，注重辛散邪气，开结散壅，以达到和降胃气的目的。可根据病邪性质的不同而分别采用疏表、消食、化饮、疏肝等治法，用药应以辛通苦降为主。虚证治法应以扶正为主，以求正复而呕吐自愈。临床上根据表现辨别阴阳虚实，分别采用健运脾胃、益气温通和滋养胃阴、柔润和降之法。呕吐患者一般饮食不馨，脾运不健，更是恶于药味，因此用药时应尽量选用芳香悦脾之品，以求药食尽入而不拒。

5. 辨证用药

杜老根据呕吐的病因和临床表现，强调审因和辨证结合的同时，按照标本虚实分为以下六型进行论治。

（1）外邪犯胃证：突发呕吐，胸脘满闷，发热恶寒，头身疼痛，舌苔白腻，脉濡缓。病机：外邪犯胃，中焦气滞，浊气上逆而发病。治宜疏邪解表，化浊和中。临床多用藿香正气散加减。常用药物：藿香、紫苏、厚朴、半夏、陈皮、大腹皮、白芷、茯苓、甘草、生姜等。如伴有脘痞嗳气、饮食停滞，可加鸡内金、神曲以消食导滞；如风寒偏重，症见寒热无汗、头痛身楚，加荆芥、防风、羌活祛风解表。

（2）食滞内停证：呕吐不消化食物，脘腹胀满，嗳气厌食，大便秘结，舌苔厚腻，脉滑实。病机：食积内停，气机受阻，浊气上逆。治宜消食化滞，和胃降逆。代表方用保和丸加减。常用药物：山楂、神曲、莱菔子、陈皮、半夏、连翘、茯苓等。若因食用肉食、米食、面食而吐者，则分别重用山楂、神曲、麦芽；若腹胀较甚、大便秘结者，可合用小承气汤以导滞通腑，使浊气下行，则呕吐自止。

（3）肝气犯胃证：呕吐吞酸，嗳气频繁，胸胁胀满疼痛，食欲不振，舌色淡红，苔薄，脉弦。病机：肝气不疏，横逆犯胃，胃失和降。治宜疏肝理气、和胃降逆。方选柴胡疏肝散随症加减。常用药：柴胡、枳壳、白芍、半夏、厚朴等。若胸胁胀满疼痛较剧，加川楝子、郁金疏肝解郁；若呕吐酸水，心烦口渴，应辛开苦降、清肝和胃，加黄连、黄芩；若胃脘痞闷或胀满，按之不痛，频频嗳气、呃逆等，加旋覆代赭汤加减；若呕吐苦水，可加茵陈、金钱草等疏利肝胆。

（4）痰饮内停证：呕吐多为清水痰涎，胸脘痞闷，不思饮食，肠鸣，苔白腻，脉滑。病机：脾胃运化失常，痰饮停积胃中，饮邪上逆。治宜温化痰饮，和胃降逆。方选小半夏汤合苓桂术甘汤加减。常用药物：生姜、半夏、茯苓、桂枝、白术、甘草。若气滞腹痛，加厚朴、枳壳行气除满；若脾气受困，脘闷不食，加砂仁、白豆蔻、苍术开胃醒脾；若痰郁化热，烦闷口苦，加黄连温胆汤清痰化热。

（5）脾胃气虚证：恶心呕吐，食欲不振，食入难化，脘腹痞闷不舒，大便不畅，舌淡胖，苔薄，脉细弱。病机：脾胃气虚，纳运无力，胃虚气逆。治宜健脾益气、和胃降逆。方选香砂六君子汤加减。常用药物：党参、茯苓、白术、陈皮、半夏、甘草、木香、砂仁等。若呕吐频作、嗳气，可加旋覆花、代赭石镇逆止呕；若呕吐清水、脘腹冷痛，四肢冰凉，加黑附子、肉桂、吴茱萸以温中降逆止呕。

（6）胃阴不足证：呕吐反复发作，不时干呕，饥不欲食，口咽干燥，舌红少津，脉细数。病机：胃阴不足，胃失濡润，和降失司。治法应滋养胃阴、降逆止呕。方用麦门冬汤加减。常用药物：人参、麦冬、粳米、大枣、半夏、甘草等。若呕吐较剧者，加竹茹、枇杷叶以和降胃气；若口干舌燥，热象较重者，加黄连清热止呕；大便干结者，加火麻仁、蜂蜜以润肠通便；伴有体倦乏力、纳差、舌淡者，加太子参、山药健脾益气。

6. 预防与调护

平日要做到生活有节，起居有常，避免风寒湿浊之邪入侵，还应保持心情舒畅，避免精神刺激。饮食方面也应注意调理。脾胃素虚者，饮食不宜过饱，同时少食生冷瓜果，禁用寒凉药物；胃中有热者，应少食肥甘厚腻、辛辣之品；对呕吐不止的患者尽量选用刺激性、气味小的药物，否则随服随吐，更伤胃气。

十六、中医药治疗眩晕经验

眩晕是由于情志、饮食内伤、体虚久病、失血劳倦及外伤、手术等病因，引起风、火、痰、瘀上扰清窍或精亏血少，清窍失养，以头晕、眼花为主要临床表现的一类病证，轻者闭目可止，重者如坐车船，旋转不定，不能站立，或伴有恶心、呕吐、汗出、面色苍白等症状。眩晕常见于高血压、贫血、动脉硬化、椎－基底动脉供血不足、梅尼埃病、神经衰弱等疾病。杜老认为在临床上应根据患者眩晕的类型进行辨证治疗，只有辨证准确方可遣方用药。

1. 病因病机

眩晕病位在清窍，杜老认为气血亏虚、肝肾不足致脑髓空虚，或脾虚枢转不利、清阳不升致清窍失养，或肝阳上亢、痰火上逆、瘀血阻窍而扰动清窍均可发生眩晕，故对该病的辨证主要围绕肝、脾、肾三脏。《素问·至真要大论》言："诸风掉眩，皆属于肝。"指出眩晕与肝关系密切。

汉代张仲景认为，痰饮是眩晕的重要致病因素之一，《金匮要略·痰饮咳嗽病脉证并治》说："心下有支饮，其人苦冒眩，泽泻汤主之。"《丹溪心法》头眩中则强调"无痰则不作眩"，提出了痰水致眩学说。《景岳全书》指出："眩晕一证，虚者居其八九，而兼火兼痰者，不过十中一二耳。"强调了"无虚不能作眩"。明代秦景明在《症因脉治》言："饮食不节，水谷过多，胃强能纳，脾弱不能运化，停留中脘，中脘积聚，清明之气窒塞不伸，而为恶心眩晕之证矣。"脾为后天之本，气血生化之源。思虑劳倦或饮食不节，可损伤脾胃，或因脾胃素虚，皆能导致气血不足，气虚清阳不升，血虚使脑失濡养，发为眩晕。《灵枢·海论》认为"脑为髓之海"，而"髓海不足，则脑转耳鸣"，认为眩晕一症以虚为主。

杜老认为眩晕的基本病理变化，不外虚实。虚者为髓海不足，或气血亏虚，清窍失养；实者为风、火、痰、瘀扰乱清空。本病的病位在头窍，与肝、脾、肾三脏相关。肝阴不足，肝郁化火，均可导致肝阳上亢，其眩晕兼见头胀痛、面潮红等症状。脾虚，气血生化乏源之眩晕兼有纳呆、乏力、面色㿠白等；脾失健运，痰湿中阻，眩晕，兼见纳呆、呕恶、头重、耳鸣等；肾精不足之眩晕，多兼腰酸腿软、耳鸣如蝉等。在眩晕的病变过程中，各个证候之间相互兼夹或转化。如脾胃虚弱、气血亏虚而生眩晕，脾虚又可聚湿生痰，二者相互影响，临床上可以表现为气血亏虚兼有痰湿中阻的证候。如痰湿中阻，郁久化热，形成痰火为患，甚至火盛伤阴，形成阴亏于下、痰火上蒙的复杂局面。再如肾精不足，本属阴虚，若阴损及阳，或精不化气，可以转为肾阳不足或阴阳两虚之证。此外，风阳每夹有痰火，肾虚可以导致肝旺，久病入络形成瘀血，故临床常形成虚实夹杂之证候。若中年以上的人群阴虚阳亢，风阳上扰，往往有中风晕厥的可能。

2. 辨证用药

杜老根据发病原因和临床表现，强调审因和辨证结合的同时，还注重分辨相关脏腑、标本虚实，临床中常将眩晕分为以下 5 型论治。

（1）痰浊上扰证：患者主要由痰浊中阻，上蒙清窍，清阳不升导致眩晕。临床主要表现为：头晕头重如裹，胸膈满闷，恶心呕吐，不思饮食，肢体沉重，舌苔白腻，脉濡滑。治以燥湿祛痰、健脾和胃。常选用半夏白术天麻汤加减。其中二陈汤理气调中、燥湿祛痰，白术补脾除湿，天麻养肝息风，甘草、生姜、大枣健脾和胃，调和诸药。头晕头胀，多寐，苔腻者，加藿香、佩兰、石菖蒲等醒脾化湿开窍；呕吐频繁者，加代赭石、竹茹和胃降逆止呕；脘闷、纳呆、腹胀者，加厚朴、白蔻仁、砂仁等理气化湿健脾；耳鸣、重听者，加葱白、郁金、石菖蒲等通阳开窍；若痰郁化火、头痛头胀、心烦口苦、渴不欲饮、舌红苔黄腻、脉弦滑者，宜用黄连温胆汤清化痰热。

（2）气血两虚证：患者主要由气血亏虚，清阳不展，脑失所养导致眩晕。临床主要表现为：头晕眼花，劳累后加重，气短乏力，失眠，面色无华，唇舌色淡，脉细弱。治以补养气血、健运脾胃。选用归脾汤加减。常用药：党参、白术、黄芪益气健脾；当归、熟地黄、龙眼肉、大枣补血生血养心；茯苓、炒扁豆补中健脾；远志、酸枣仁养血安神。若易自汗者，加防风、浮小麦益气固表敛汗；若泄泻或便溏者，加薏苡仁、泽泻、炒扁豆健脾利湿；若兼见形寒肢冷、腹中隐痛、脉沉者，可酌加桂枝、干姜以温中助阳；若血虚较甚，面色㿠白、唇舌色淡者，可加阿胶、鸡血藤养血生血；兼见心悸怔忡、少寐健忘者，可加柏子仁、合欢皮、夜交藤养心安神。

（3）肝阳上亢证：患者主要由肝阳风火上扰清窍导致眩晕。临床主要表现为：眩晕，耳鸣，头目胀痛，口苦，失眠多梦，遇烦劳郁怒加重，甚则仆倒，颜面潮红，急躁易怒，肢麻震颤，舌红苔黄，脉弦或数。治以平肝潜阳、清火息风。常选用天麻钩藤饮加减。常用药：天麻、石决明、钩藤平肝潜阳息风；牛膝、杜仲、桑寄生补益肝肾；黄芩、山栀、菊花清肝泻火；白芍柔肝滋阴。若肝火上炎，症见口苦目赤、烦躁易怒，酌加龙胆草、牡丹皮、夏枯草；若肝肾阴虚较甚，症见目涩耳鸣、腰酸膝软、舌红少苔、脉弦细数，可酌加枸杞子、何首乌、生地黄、麦冬、玄参；若见目赤便秘，可选加大黄、芒硝或当归龙荟丸以通腑泄热；若眩晕剧烈，兼见手足麻木或震颤，加石决明、生龙骨、生牡蛎、全蝎、蜈蚣等镇肝息风、清热止痉。

（4）肾精不足证：患者主要由肾精不足，髓海空虚，脑失所养导致眩晕。临床主要表现为：眩晕，精神萎靡，腰酸膝软，耳鸣齿摇，或颧红咽干，五心烦热，舌红少苔，脉弱尺甚。或少寐多梦，健忘，两目干涩，视力减退；或遗精，舌红少苔，脉细数；或面色㿠白，形寒肢冷，舌淡苔白，脉沉迟。治法：滋养肝肾，益精填髓。选用左归丸加减。常用药：熟地黄、山茱萸、山药滋阴补肾；龟板、鹿角胶、紫河车滋肾助阳、益精填髓；杜仲、枸杞子、菟丝子补益肝肾；牛膝强肾益精。若阴虚火旺，症见五心烦热、潮热颧红、舌红少苔、脉细数者，可加鳖甲、知母、黄柏、牡丹皮、地骨皮等；若肾失封藏固摄，遗精滑泄者，可酌加芡实、莲须、桑螵蛸等；若兼失眠、多梦、健忘诸症，加阿胶、酸枣仁、柏子仁等交通心肾、养心安神；若阴损及阳，肾阳虚明显，表现为四肢不温、形寒怕冷、精神萎靡、舌淡、脉沉，或予右归丸温补肾阳、填精补髓，或酌配巴戟天、仙灵脾、肉桂；若兼见下肢浮肿、尿少等症，可加桂枝、茯苓、泽泻等温肾利水；若兼见便溏、腹胀少食，可加白术、茯苓以健脾止泻。

（5）瘀血阻窍证：患者主要由瘀血阻络，气血不畅，脑失所养导致眩晕。临床主要表现为：眩晕，头痛，兼见健忘，失眠，心悸，精神不振，耳鸣耳聋，面唇紫暗，舌暗，有瘀斑，脉涩或细涩。治法：祛瘀生新，活血通窍。选用通窍活血汤加减。常用药：川芎、赤芍、桃仁、红花活血化瘀、通窍止痛；白芷、菖蒲、老葱通窍理气、温经止痛；当归养血活血；地龙、全蝎善入经络、镇痉祛风。若兼见神疲乏力、少气自汗等症，加入黄芪、党参益气行血；若兼畏寒肢冷、感寒加重，可加附子、桂枝温经活血。

3. 预防调护

预防眩晕之发生，应避免和消除能导致眩晕发生的各种致病因素。患者要坚持适当的体育锻炼，增强体质；保持心情舒畅，情绪稳定，防止七情内伤；注意劳逸结合，避免过度劳累；饮食有节，防止暴饮暴食，不要过食肥甘醇酒及过咸伤肾之品，尽量戒烟戒酒。眩晕发作时应卧床休息、闭目养神，少做或不做弯腰等动作，以免诱发或加重病情。

十七、调理脾胃治疗失眠体会

失眠是指以经常不能获得正常睡眠为特征的一类病证，主要表现为睡眠时间、深度的不足，轻者入睡困难，或寐而不酣，时寐时醒，或醒后不能再寐，严重者则见彻夜不眠，常影响人们正常的工作、生活、学习和健康。失眠在中医上称之为"不寐"，《黄帝内经》称为"不得卧""目不瞑"。失眠形成的病因较复杂，多与七情内伤、饮食不节、劳倦过度有关。古人认为，失眠与肝胆、脾胃、肾均有一定的关系。《素问·逆调论》云："胃不和则卧不安。"《辨证录》云："今日夜俱不寐，乃心肾两不相交耳。"

随着现代生活水平的改善，人们肥甘厚腻食用较多，且多缺乏运动，加之日常压力的增多等原因，致使痰湿导致的失眠也逐渐增多。临证中诸多患者因饮食不节损伤脾胃，导致胃失和降，心神被扰，夜卧难安。脾胃的功能失常与失眠关系密切，故杜老常从调和脾胃方面治疗失眠症。

1. 病因病机

胃为水谷之海，受纳腐熟水谷，其气通降下行，与脾以膜相连。《素问·六节藏象论》说："脾、胃、大肠、小肠、膀胱、三焦者，仓廪之本，营之居也，名曰器，能化糟粕，转味而入出者也……"脾主运化，为后天之本，气血生化之源，脾胃健运，散精于肝，浊气归心，精气归于肺，留于四脏，脏腑调和，人得以安眠。脾胃是气机升降的枢纽，脾的清阳之气主升，津液赖脾气上升而输布周身，胃的浊阴之气主降，糟粕得以下行，六腑满而不实，升降出入，新陈代谢，气机和谐，人能安眠。暴饮暴食，宿食停滞，脾胃受损，酿生痰热，壅遏于中，痰热上扰，胃气失和均能扰乱心神而使人不得安寐。脾胃居于中焦，上连心肺，旁邻肝胆，下接肾命，是人体阴阳、气血、水火、气机升降之枢纽，交通之要道，故提出了脾胃"持中央以运四旁"的理论。若脾胃功能失常，化生精微不足，则使营卫虚少，运行迟滞，使卫气当出于阳而不出，当入于阴而不入，常常引发不寐，可见脾胃气机不畅引发失眠的原因在于使阴阳失调、营卫不和。因此，治疗上需要着重调补脾胃阴阳，进而调畅脾胃气机，交通三焦，令营卫循行有序。

同时又因脾胃为后天之本，所谓万物皆生于土，因此脾胃阴阳失调常可致他脏之阴阳失和。从五行关系来看，脾与心、肝的关系较为密切，脾与心在五行中属母子相生的关系，脾与肝是相克的关系。心主血，主神明，肝藏血，主疏泄，二脏与人的精神意识活动关系最为密切，而脾胃的病变最易影响心、肝两脏的功能活动，从而引起失眠。心藏神，心脾有母子关系，脾胃与心经络相通。《黄帝内经太素》杨上善注曰："足太阴脉注心中，从心中循手少阴脉行也。"血液充盈，则心有所主，而只有当脾胃运化功能正常，其化生血液的功能方能旺盛。若脾胃虚弱化源不足，则子病及母，而至心失所养。《景岳全书》论述不寐曰："无邪而不寐者，必营气之不足也，营主血，血虚则无以养心，心虚则不守舍。"脾喜燥恶湿，燥则脾之清气上升；胃喜润恶燥，润则胃之浊气下降。如果脾胃气机运动升降失常，则清阳不升，津液不化，浊气不降反而随经脉上逆，聚而生痰湿。若因痰生热，壅遏于中，痰热上扰，心神被扰，而致失眠。《张氏医通·不得卧》云："脉数滑有力不眠者，中有宿食痰火，此为胃不和则卧不安也。"肝属木，主条达气机，正是由于肝的升发与疏泄，能协助脾胃功能正常化，因此在生理和病理上，肝与脾胃之间的关系最为密切。肝的疏泄正常，则气的升降出入有序，脾胃气机调畅，运化正常，气血和调，使人心境平和，神魂安定。

2. 辨证论治

（1）脾胃虚弱，血不养心：脾胃虚弱，化源不足，气血两虚，心神失养。症见入睡困难，多梦易醒，心悸健忘，头晕目眩，体倦乏力，面色少华，色淡，苔薄，脉细弱等。治宜健脾和胃，养血安神。多用归脾汤主之。常用药物：人参、黄芪、白术、茯苓、茯神、当归，再配伍柏子仁、五味子、酸枣仁、远志等养心安神药。心血不足较甚者加熟地黄、白芍、阿胶；失眠较著者加合欢花、夜交藤、生龙骨、生牡蛎、磁石；脘闷、纳呆、苔腻者加半夏、陈皮、茯苓、厚朴。其用药特点是健脾而不壅滞，补心血而不滋腻，通过健运脾胃、调养气血而达到宁心安神的目的。

（2）脾虚不运，痰湿阻滞：脾胃虚弱，运化失常，湿浊内生，积湿成痰，痰湿壅遏，心神不宁。症见寐而不实，伴头昏沉重，胸闷痰多，嗳气纳呆，腹胀便溏，舌苔白腻，脉濡滑等。治以健脾化湿，宁心安神。临床常用香砂六君子汤主之。常用药物：党参、白术、茯苓、木香、砂仁、竹茹、半夏、枳实、胆南星、炒苦杏仁、薏苡仁、远志等。本方要注意的是药味的寒热、补泻等性能，时刻注意温补脾胃勿生热，化痰燥湿勿伤阴。

（3）脾虚湿阻，痰热扰心：宿食停滞，酿生痰热，或脾虚不运，湿浊阻滞，蕴久化热，扰动心神。症见夜寐不安，心烦不宁，心悸易惊，胸闷痰多，脘闷纳呆，恶心口苦，大便不爽，小便色黄，舌红苔黄腻，脉滑数等。治当清热化痰，降浊宁心。方选蒿芩清胆汤和化痰汤主之。常用药物：黄芩、茵陈、青蒿、黄连、姜半夏、竹茹、茯苓、竹沥汁等。若热伤阴血，兼有阴血不足，兼见不寐健忘，口燥咽干，面色不华，或手足心热者，常酌选麦冬、五味子、知母、生地黄、山茱萸、酸枣仁等养阴安神之品；兼胸闷嗳气、脘腹胀满、大便不爽、苔腻、脉滑者，加用法半夏、陈皮、神曲、麦芽、胆南星；若饮食停滞、胃中不和、嗳腐吞酸、脘腹胀痛者，加神曲、山楂、莱菔子。

（4）胃腑不和，心神不宁：饮食不节，肥甘厚味伤及脾胃，宿食停滞，酿生痰浊，痰食阻滞，胃气不和，致心神不安。症见夜寐不安，辗转反侧，胃脘胀痛，嗳气吞酸，恶心纳差，舌红苔厚，脉滑或滑数等。临床用保和丸或枳术丸化裁加减。药用炒三仙、莱菔子、枳实、半夏、陈皮、生白术、茯苓、厚朴等。食积生热者，加用黄连、黄芩、茵陈等清热之品；兼心血不足者，加白芍、当归、黄芪、党参；兼胸闷，善太息，纳呆腹胀者，加柴胡、陈皮、山药、白术；兼心悸、惊悸不安者，加生龙骨、生牡蛎、朱砂、珍珠母。

3. 预防与调摄

（1）重视精神调摄：积极进行心理情志调整，克服过度紧张、兴奋、焦虑、抑郁、惊恐、愤怒等不良情绪，做到喜怒有节，保持精神舒畅，尽量以放松、顺其自然的心态对待失眠。

（2）注意睡眠卫生：①建立有规律的作息制度，从事适当的体力活动或体育锻炼，增强体质，持之以恒，促进身心健康。②晚餐要清淡，不宜过饱，更忌浓茶、咖啡及吸烟。睡前避免从事紧张和兴奋的活动，养成定时就寝的习惯。③注意睡眠环境的安宁，床铺要舒适，卧室光线要柔和，并减少噪声，避免各种影响睡眠的外在因素。

验案精选

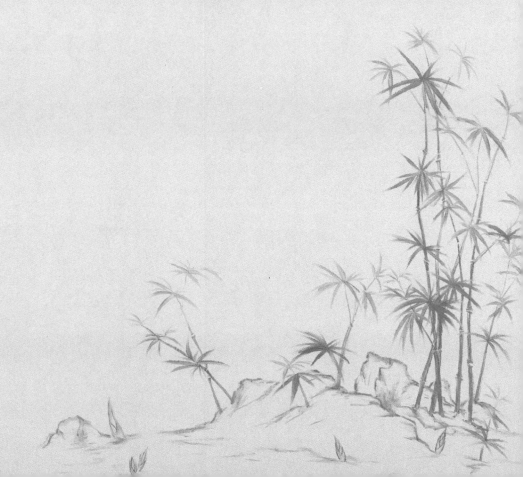

一、消化系统病证

（一）胃脘痛案

病案 1

刘某，男性，72 岁，务农。2010 年 4 月 23 日初诊。

患者有慢性胃炎病史 20 年。近半年来病情渐重，中上腹痞满隐痛，偶有嗳气，胃脘灼热感，纳呆，口干、口苦，咽燥，渴不欲饮，且饮水不解，大便 4 ～ 5 日一行、干如羊粪。舌红少津有裂纹，无苔，脉细数。

中医诊断：胃脘痛。证属胃阴亏虚。

治法：滋阴养胃，行气止痛。

处方：太子参 20g，麦冬 20g，沙参 15g，玉竹 15g，生扁豆 15g，生甘草 10g，桑叶 8g，玫瑰花 6g。

7 剂，水煎服，日 1 剂。

二诊：药后诸症始见好转，仍有胃脘隐痛、烧灼感，口干、咽痛、口苦，大便 2 ～ 3 日一行、偏干，较前好转。舌红少津有裂纹，无苔，脉细数。处方：上方再加桔梗 10g。共 14 剂，水煎服，日 1 剂。

三诊：自诉症状均明显减轻，查见舌上生有少量白苔。前方续服 2 个月，症状基本缓解。

按： 胃脘痛又称胃痛，以胃脘部疼痛为主要症状，包括西医的急性胃炎、慢性胃炎、消化性溃疡、胃下垂、胃神经官能症等疾病。慢性胃炎中阴虚胃痛较常见，属虚痛范畴。因胃痛日久，郁热伤阴，胃络失养所致。其疼痛性质多为胃脘部隐隐灼痛，其辨证要点是：食欲不振，口干咽燥，舌红少苔，脉细数。慢性浅表性胃炎、萎缩性胃炎、消化性溃疡等病可见。治疗阴虚胃痛，在大量滋阴药物的基础上，加少量玫瑰花，其主要作用在于防止滋阴药腻胃。此药有治疗肝胃气痛的作用，《本草正义》言"玫瑰花香气最浓，清而不浊，和而不猛，柔肝醒胃，行气活血，宣通窒滞，而绝无辛温刚燥之弊"，对于慢性胃炎之阴虚者，实有一举两得之妙。本案所拟"滋阴养胃方"是以吴鞠通《温病条辨》益胃汤加减而成。益胃汤的组成是：沙参、麦冬、冰糖、细生地、玉竹。"滋阴养胃方"是去冰糖、细生地，加玫瑰花、生扁豆、桑叶、生甘草。其中玫瑰花有健脾降火之功；扁豆补脾和中，主脾胃虚弱，食欲不振；桑叶平抑肝阳，防其乘胃阴之虚，用意深远。叶天士在补脾阳、理脾阴的基础上，发明了养胃阴之法，用芦根、石斛、生地黄、玉竹、北沙参、麦冬等甘凉滋润之品治胃有燥火之证。临证中，综合脉证可随证加减。杜老临证中治疗阴虚胃痛常用益胃汤合竹叶石膏汤或合芍药甘草汤加减，疗效显著。

病案 2

刘某，女性，36 岁，公司职员。1997 年 11 月 6 日初诊。

患者诉胃脘痛反复发作 3 年，加重 1 个月。患者近 1 个月来因与人争吵心情不畅，加之饮食不慎，胃脘胀痛又作，伴有嗳气、呃逆、嘈杂，口苦、纳少，时有恶心、呕吐苦水，大便 2～3 日一行、偏干，食欲降低，睡眠一般。2 周前胃镜检查诊断为胆汁反流性胃炎、十二指肠球炎，Hp（-）。舌质红，苔黄，脉弦滑。

中医诊断：胃脘痛。证属肝胆气郁，胆热犯胃。

治法：清热利胆，降逆和胃。

处方：黄连 8g，黄芩 10g，陈皮 10g，法半夏 9g，茯苓 15g，竹茹 10g，厚朴 15g，枳实 10g，蒲公英 30g，代赭石（先煎）30g，延胡索

15g，川楝子9g，生大黄（后下）5g。

7剂，水煎服，日1剂。

二诊：服药后胃脘胀痛、嗳气明显好转，口苦及呕吐减轻。心情好转，睡眠一般，大便1～2日一行，舌红，苔薄黄，脉弦。处方：黄连8g，黄芩10g，陈皮10g，法半夏9g，茯苓15g，竹茹10g，厚朴10g，蒲公英30g，代赭石（先煎）30g，延胡索10g，川楝子9g，生大黄（后下）3g。7剂，水煎服，日1剂。

三诊：服药后症状均减轻，偶有胃脘隐痛，少嗳气，无明显口苦及恶心呕吐，大便每日一行。舌淡红，苔薄黄，脉弦。上方加减再治疗1个月，胃痛、嘈杂、口苦、呕吐等症状消失，无心烦，夜寐安，二便调，纳食基本正常。2个月后复查胃镜，未见胆汁反流，内镜下黏膜炎症基本消失。

随访半年，胃痛未发。

按：胆汁反流性胃炎是由幽门括约肌功能失调或胃肠吻合术后所致。主要是含胆汁酸的十二指肠液反流入胃引起胃黏膜充血、水肿、糜烂等炎症病变。胆汁反流性胃炎是胃镜发现的一种征象，为西医学病名。中医虽无此病名，但对该病的证候却早有认识，如《素问·奇病论》曰："口苦者，病名为何……病名曰胆瘅。"《灵枢·四时气》云："善呕，惟有苦……邪在胆，逆在胃，胆液泄则口苦，胃气逆则呕苦……"因此，有人认为本病应属胆瘅范畴，有人认为应属胃脘痛范畴，也有人根据临床表现认为属于"嘈杂""呕苦"范畴等，说法不一。临床上发现大多数患者均有不同程度的胃脘部疼痛，所以杜老认为本病属中医"胃脘痛"范畴。中医认为胆汁为肝之余气溢于胆后，在胃气通降作用下进入肠道，参与食物的消化吸收。脾以升为健，胃以降为和，脾胃升降与肝胆之疏泄密切相关。该患者因情志失调，肝胆气郁，久郁化火，胆邪逆胃，胆胃失降以致胆热、胆汁随胃气上逆。本病是胆胃同病，因此以清胆和胃、通降胆胃为治法，从而达到恢复胆胃通降和顺之功。

黄连温胆汤即温胆汤加黄连而成，具有清胆和胃、除痰止呕的功效，用于治疗痰热内扰、心烦失眠、口苦呕涎、眩晕等。杜老用黄连温胆汤清热利胆、和胃化湿，并加入了具有平肝降逆的代赭石，且用量偏大以降胆胃之逆气，防止胆邪犯胃；方中蒲公英性味微苦而甘寒，归肝、胃二经，具有清热解毒、消痈散结、泻肝和胃的作用，为治疗本病的必用之品。临床实践证明，加入本药确能提高疗效。方中延胡索、川楝子为金铃子散，具有行气疏肝、活血止痛的功效，对于肝郁有热、心腹胁肋诸痛有较好的止痛作用，可尽快改善临床症状。综上而言，全方具有清热利胆、和胃降逆的效果，对于胆汁反流性胃炎胆热犯胃者具有较好疗效。

（二）胃痞案

病案 1

范某，男性，43 岁，经商。2013 年 12 月 19 日初诊。

患者主因胃脘胀满 1 年来诊。患者平素脾气急躁，平时工作繁忙，饮食不规律，时有胃脘胀满不适，有时胃痛，伴乏力，口苦反酸，进食少，大便不成形。胃镜示萎缩性胃炎伴胆汁反流，Hp（＋）。口服雷贝拉唑、阿莫西林及铋剂 1 个月无效，故来诊。刻下：胃脘胀痛，纳差，口苦反酸。小便可，大便不成形、一日一行。舌淡，苔腻微黄，脉弦滑。

中医诊断：胃痞。证属脾虚肝郁，痰湿内蕴。

治法：疏肝健脾，燥湿化痰。

处方：六君子汤加味。党参 15g，茯苓 15g，白术 10g，苍术 10g，炙甘草 6g，陈皮 10g，清半夏 10g，枳实 10g，延胡索 10g，川楝子 9g，炒薏苡仁 15g，海螵蛸 15g，佛手 10g。

7 剂，水煎 400ml，日 1 剂，2 次温服。

二诊：患者服药 1 周后，胃痛及乏力均减轻，仍偶有反酸，口苦，时有胃胀满，纳食较前好转，大便成形。舌质淡，苔白，根厚腻，脉弦滑。予加强制酸，并去甘缓之甘草。处方：党参 15g，茯苓 15g，白术 10g，苍术 10g，陈皮 10g，清半夏 10g，枳实 10g，制瓦楞子 15g，川楝子 9g，炒薏苡仁 15g，海螵蛸 15g，佛手 10g。7 剂。

三诊：药后诉胃痛反酸基本未再出现，效不更方，继服 2 周。

按：患者常年饥饱不规律，损伤脾胃，日久导致脾气虚弱，运化无力，故见食少纳差，胃胀满。脾气急躁，反映其肝木刚强，肝失疏泄，胆汁失其常道，随肝气横逆犯胃，故见反酸、口苦。且肝气失于条达，肝郁日久则化火，火灼津液成痰，痰阻中焦，气机阻滞，克制脾胃运化功能，加重了食少满闷。究其病因病机，以脾胃虚弱、肝郁乘脾为本。患者脾胃虚弱，以气虚不化水谷为主要表现，区别于脾胃阳虚所致的胃寒清冷，故以六君子为基本方，补益脾胃，补脾气而助其运化，壮胃气而助其降逆，推动水谷下行。患者肝气郁滞，痰湿中阻，痰湿是阻滞气机的重要病理因素。叶天士曾指出："太阴湿土，得阳始运，阳明阳土，得阴自安，以脾喜刚燥，胃喜柔润也。"故以疏肝理气为根本，辅以燥湿化痰。《本草通玄》记载："苍术，宽中发汗，其功胜于白术，补中除湿，其力不及白术。大抵卑监之土，宜与白术以培之，敦阜之土，宜与苍术以平之。"患者脾胃虚弱兼有气滞，故二者合用，以达补脾化湿之功。7 剂可见胃痛及乏力减轻，说明该组方切中病机，为求标本兼治，加以制酸瓦楞子、海螵蛸等药物，缓解患者痛苦。甘草虽为调和缓中之药，由于患者脾胃之气初复，甘草之甘缓可能加重脾胃之气壅滞，阻滞其运化功能恢复，故去之。

病案 2

张某，男性，58 岁，公务员。2011 年 4 月 12 日初诊。

患者主诉反复心下痞满不舒 5 年，加重 2 个月。时有隐隐作痛，嗳气、呃逆，纳食不香。1个月前经某医院胃镜加病理检查提示慢性轻－中度萎缩性胃炎，部分腺上皮伴肠上皮化生轻度，局灶腺上皮伴轻度低级别上皮内瘤变，诊断为"慢性萎缩性胃炎"。近1个月来每日早餐后胃腹满闷，胀痛，持续1～2小时，影响日常生活及正常工作。现胃脘部胀满疼痛，神疲，乏力，嗳气，无灼热、反酸，大便日行1～2次、基本成形，口干渴，纳可，失眠多梦。面色晦暗。平素性情急躁、嗜酒。舌红暗，苔薄黄，脉弦细。

中医诊断：胃痞。证属气阴不足，瘀热互结。

治法：健脾益气，清热养阴，祛瘀止痛。

处方：太子参20g，炒白术15g，茯苓10g，炙甘草3g，生薏苡仁20g，黄连4g，生蒲黄10g，延胡索15g，生地黄30g，炒酸枣仁20g，首乌藤20g，丹参15g，川芎10g，三七粉（冲服）3g。

7剂，水煎，早晚温服，日1剂。

二诊：服药后胃脘部胀满疼痛明显减轻、发作时间减少，餐后仍胃脘部胀满，嗳气，神疲乏力，纳可，便干。舌暗红，苔黄，脉弦细。处方：黄芪20g，党参20g，炒白术15g，茯苓12g，生薏苡仁15g，延胡索15g，半枝莲15g，白花蛇舌草15g，丹参15g，木香10g，紫苏梗10g，川芎10g，黄连3g，三七粉（冲服）3g。共14剂，日1剂，水煎，早晚温服。

三诊：药后症状减轻明显，近1周无痞满，偶有嗳气、口干、便干，舌红暗，苔薄黄，脉弦细。处方：黄芪20g，党参20g，炒白术15g，茯苓12g，生薏苡仁15g，半枝莲15g，白花蛇舌草15g，丹参15g，木香10g，紫苏梗10g，川芎10g，黄连3g，三七粉（冲服）3g，蒲公英20g。共14剂，日1剂，水煎，早晚温服。

四诊：药后症状缓解。稍调上方继续服用，并嘱其调畅情志和清淡饮食。

患者经过 6 个月的治疗后，无心下痞满，纳佳，眠安，便调。复查胃镜示：慢性萎缩性胃炎。胃窦、胃体、胃角均取材病理检查示：轻度萎缩性胃炎，未见肠化及低级别上皮内瘤变。

按：慢性萎缩性胃炎是慢性胃炎的一种类型，呈局限性或广泛性的胃黏膜固有腺体萎缩，常伴有肠上皮化生及炎性反应。临床主要表现为上腹部的疼痛、嗳气、胀满、痞闷等。但无特异性。本病属于中医学"胃痞""胃痛""嘈杂"等范畴。"痞满"病名首见于《伤寒论》："满而不痛者，此为痞。""若心下满而鞕痛者，此为结胸也，大陷胸汤主之。但满而不痛者，此为痞，柴胡不中与之，宜半夏泻心汤。"《景岳全书》论述痞满时讲道："痞者，痞塞不开之谓……盖满则近胀，而痞则不必胀也。"并将痞满分为虚实两端："凡有邪有滞而胀者，实痞也；无物无滞而痞者，虚痞也。有胀有痛而满者，实满也；无胀无痛而满者，虚满也。实痞实满者，可消可散；虚痞虚满者，非大加温补不可。"本例患者虚实夹杂，辨证为气阴不足，瘀热互结，治法予以健脾益气、清热养阴、祛瘀止痛。方中太子参、炒白术、茯苓、炙甘草、生薏苡仁、生地黄健脾益气养阴；生蒲黄、延胡索、丹参、三七粉行气活血、祛瘀止痛；小剂量黄连清中焦之瘀热；炒酸枣仁、首乌藤安神助眠。患者睡眠好转后，去炒酸枣仁、首乌藤，加木香、紫苏梗增强行气之效果。半枝莲、白花蛇舌草有清热解毒、活血化瘀之功，现代医学研究此二药有抗癌作用。慢性萎缩性胃炎常易伴随肠上皮化生与上皮内瘤变等胃黏膜的癌前病变，因此，针对该病的诊治已成为当前医学界研究的重点。在治疗慢性萎缩性胃炎上要寻求师古而不泥古，圆机活法，善纳新知，临证辨病与辨证并举，强调宏观与微观辨证相结合，遣方用药精当方可见疗效。

病案 3

杜某，女性，37 岁，2017 年 2 月 14 日初诊。

患者常年自觉中上腹部胀满，食后明显，食欲不振，纳食不香、量少，口内黏腻不爽，无泛酸、胃灼热，无恶心呕吐，大便不爽，夜寐欠安，无口苦、口臭。腹软，无压痛、反跳痛及肌紧张，墨菲征（－），麦氏点无压痛，肠鸣音2次/分。辅助检查：电子胃镜加病理检查示慢性浅表性胃炎，Hp（－）；肝、胆、胰、脾、肾彩超未见明显异常。舌质暗红有瘀斑，苔黄厚腻，脉沉细弦滑。

中医诊断：胃痞，证属肝胃不和。

西医诊断：功能性消化不良。

治法：疏肝和胃，理气消胀。

处方：法半夏10g，党参12g，紫苏梗10g，醋香附10g，醋延胡索10g，川楝子9g，茯苓15g，生薏苡仁20g，陈皮15g，竹茹15g，柿蒂12g，枳壳12g，大腹皮10g，莱菔子10g。

7剂，水煎服，日1剂，分2次服。

二诊：腹胀满缓解，大便通畅，腹胀满已消大半，食欲好转，纳食增加，偶有呃逆不适。舌质暗稍红，苔薄白腻，根稍黄，脉弦细。前方加旋覆花（包煎）5g，煅赭石（先煎）20g。7剂，水煎服，日1剂，分2次服。7剂后诸症解。

按：患者表现为中上腹部胀满，食后明显，食欲不振。结合辅助检查，考虑为功能性消化不良，归属中医"胃痞"的范畴。结合舌脉症的特点，明确病机在气滞（肝郁气滞），应属实痞。腹部胀满、纳呆为肝胃不和的表现；夜寐欠安为胃不和的表现；舌质暗有瘀斑为久病入络的表现。方用香苏饮理气和胃。按照中医理论，胃属六腑之一，"传化物而不藏""六腑以通为用""胃宜降则和"。胃在生理上，以和降为顺；在病理上，以气机壅滞为主。临床上，杜老常选紫苏梗、醋香附、陈皮等和降胃气；紫苏梗长于宽胸利膈，又可助胃气通降；醋延胡索、川楝子能疏肝和胃止痛；陈皮调理脾胃气机；枳壳、莱菔子消胀除满促进胃肠动力；陈皮、生薏苡仁（半夏粳米汤）主治"胃不和则卧不安"，综上之法胃气和降，胃气之壅滞得解。复诊时，患者腹胀满缓解，偶有呃逆不适，加旋覆花、煅赭石降逆化痰、益气和胃，使痰涎得消，逆气得平，中虚得复。

（三）胃疡案

病案 1

王某，男性，45 岁。2008 年 10 月 20 日初诊。

患者诉中上腹痛 1 个月，以烧灼痛及隐痛为主，进食及遇寒痛剧，持续 1～2 小时缓解，伴反酸，腹胀，嗳气，纳食不香，大便时稀溏、日 1～2 次，腹部时感发凉。舌质淡红，苔白，脉弦细。经本院胃镜及病理检查，诊断为胃窦小弯溃疡（活动期）。

中医诊断：胃疡。证属脾胃虚弱，寒凝气滞。

治法：健脾养胃，行气止痛。

处方：自拟"愈疡汤"。木香 6g，砂仁（后下）5g，炒白术 15g，生黄芪 30g，桂枝 10g，炒白芍 15g，炙甘草 12g，延胡索 10g，香附 10g，海螵蛸 15g，白及 10g，三七粉（分冲）3g，蒲公英 15g。

7 剂，水煎服，日 1 剂，分 2 次服。

配合西药奥美拉唑肠溶胶囊 20mg，口服，每日 1 次。

嘱其饮食规律，禁食生冷、酸甜食物及浓茶、咖啡、烟酒等。

二诊：药后腹痛减轻明显，偶有饭后隐痛，无胃灼热、腹胀，食欲好转，大便基本成形。上方续服 14 剂，水煎服，日 1 剂，分 2 次服。

三诊：患者症状消失，食欲可，大便成形，无明显腹痛，舌质淡红，苔薄白，脉弦。上方去蒲公英，续服 14 剂以巩固疗效。水煎服，日 1 剂，分 2 次服。

2个月后复查胃镜，提示浅表性胃炎，溃疡已痊愈。随访2年，溃疡病未再复发。

按：胃溃疡从临床表现看，属于中医学"胃痛""胃脘痛""嘈杂"范畴。本病病程较长，易于反复发作。杜老认为其病机为脾胃虚弱，寒热互结，脾胃升降失调，久之形成瘀血阻络，终至虚、热、瘀互结，蕴至胃膜，胃络受损，日久腐熟成痈而成内痈（溃疡）。从胃镜所见：溃疡苔厚污秽、周围黏膜肿胀充血。所以有的学者称之为"胃痈"。本病以脾虚为本，寒热、气滞、血瘀为标。因此治疗上应标本同治，辨证结合辨病用药，综合立法处方。在治疗上既要重视补益脾胃，使脾胃受损得以恢复，又要重视顺气和降、化瘀清热，恢复脾胃的升降功能。自拟愈疡汤，方用黄芪益气健脾、生肌敛疮；白芍合甘草缓急止痛；延胡索、香附、三七祛瘀生新、消肿止痛；延胡索、香附二药既入气分，又入血分，理气活血止痛效果较好；木香、砂仁行气止痛、醒脾开胃；桂枝温中散寒，与黄芪、白芍、甘草等组成黄芪建中汤；海螵蛸收涩生肌、制酸止痛；白及消肿生肌、收敛止血；在组方中加入蒲公英，其入胃经、肝经，既能清热解毒、消痈散结，又能泻肝和胃。综观全方有益气健脾、散瘀清热、行气止痛的功效，用于治疗胃溃疡，方应病机，故能获效。

据现代药理研究表明，黄芪、白芍、甘草均有调整胃肠蠕动、抑制乙酰胆碱所致的胃痉挛、扩张胃血管、改善局部微循环的作用，还能不同程度地降低胃泌素水平，有利于炎症的消除和溃疡面的愈合；另外，甘草主要成分为生胃酮，有保护胃黏膜的作用；三七止血不破血、活血不留瘀，能对抗毛细血管的渗透性，抑制炎症的渗出，改善胃黏膜微循环，促进组织创面的修复，有利于溃疡愈合；香附、木香等理气药可以调节胃肠蠕动及幽门括约肌功能，减轻胆汁反流，缓解黏膜下血管痉挛和胃肠平滑肌痉挛，能排除胃肠积气、积物；延胡索活血止痛，可以增加胃黏膜血流量，改善微循环，加速炎症的吸收和溃疡的愈合；蒲公英药理实验表明，其对幽门螺杆菌有抑制和杀灭作用；海螵蛸抑制胃酸，白及含有白及胶，两者都对黏膜有保护作用。

另外，在胃溃疡的治疗过程中杜老还注意整体治疗与局部治疗相结合。临床上广泛开展了宏观辨证与微观辨证相结合的辨证方法，特别是内镜下黏膜像与中医证型的关系。在胃溃疡的治疗上随着胃镜的普及，也注意到胃溃疡的局部治疗，即宏观与微观相结合，整体治疗与局部治疗相结合，将胃镜下病变的局部黏膜的情况根据中医理论进行微观辨证。如胃溃疡活动期，内镜下溃疡周围黏膜充血、水肿或者糜烂、出血，分泌物厚、色黄而黏稠（状似疮疡），此时在辨证的同时加重蒲公英用量或再加黄连等清热解毒之品，临床上不仅能尽快改善症状，而且还能促进糜烂和溃疡面的修复和愈合。现代研究表明，蒲公英、黄连等对幽门螺杆菌有杀灭作用，与现代医学治疗胃溃疡根除幽门螺杆菌的诊疗方法相吻合。

病案 2

郭某，女性，45 岁。2017 年 5 月 11 日初诊。

患者主诉反复胃脘部胀痛 2 年，进食后加重并伴有恶心、反酸、打嗝等症状。胃镜提示"胃溃疡"，经系统治疗症状好转不明显。患者平素性情急躁易怒，月经先后不定，经前乳房胀痛，少腹不适，大便溏，小便正常。舌红，苔白，脉弦滑。

中医诊断：胃疡。证属肝脾不调。

治法：疏肝清热，理气和胃。

处方：柴胡 12g，香附 10g，枳实 20g，厚朴 15g，莱菔子 20g，香橼 10g，郁金 10g，高良姜 10g，甘草 10g，炒白术 15g，蒲公英 20g，白及 10g。

7 剂，水煎服，日 1 剂，分 2 次服。

二诊：患者胃脘部胀痛减轻，大便溏好转，但仍有胃脘部隐隐作痛、恶心、反酸症状，时有少腹疼痛，纳可。舌红，苔黄，脉弦。上方去高良姜，加乌药10g，海螵蛸10g，柿蒂15g。7剂，水煎服，日1剂，每日2次。

三诊：患者诉胃脘部胀痛明显减轻，胃灼热、反酸、打嗝明显减轻，食欲良好，大便稀溏改善，舌红苔，薄白，脉细。继续服用7剂。水煎服，日1剂，每日2次。

按：此患者西医诊断为胃溃疡，中医诊断为胃疡，证属肝胃不和，脾胃虚寒。方中乌药、高良姜温胃散寒，柴胡、香附、枳实、厚朴、莱菔子疏肝理气，炒白术健脾益气，蒲公英清热解毒、治溃疡，白及、海螵蛸抑制胃酸。该方体现了杜老重视肝疏泄功能在脾胃病中的作用，及中药现代研究在组方中有不可忽视的作用的思想。后续叮嘱患者口服康复新液6周，平素饮食以清淡为主，忌食辛辣之物，如辣椒、白薯、酸菜、点心等。3个月后复查胃镜，以观察溃疡愈合情况再给予诊治。

（四）腹痛案

病案1

易某，男性，21岁，大学生。2016年8月3日初诊。

主因腹痛、呕吐4个小时就诊。诉2016年8月2日晚上因多食凉菜、喝冰啤酒，后吹空调受凉，第二天晨起出现阵发性中上腹及脐上疼痛，恶心呕吐咖啡样胃内容物3次，腹部胀满不适，胃灼热，进食水不下，无发热、腹泻等。就诊时面色青白，腹部平软，中上腹及脐上压痛。舌淡，苔白，脉浮紧。

中医诊断：腹痛。证属寒凝气滞，气机失调。

治法：辛散风寒，调和气机。

处方：桂枝汤加味。桂枝 15g，白芍 15g，赤芍 15g，干姜 6g，大枣 10g，炙甘草 10g，荆芥 10g，防风 10g，藿香 10g，陈皮 12g，广木香 6g。3 剂，水煎服，日 1 剂，早晚温服。

二诊：药后未再腹痛，呕吐未作，食纳亦增，但仍有胃脘不适、口淡无味，舌淡红，苔白，脉弦。处方：桂枝 10g，白芍 15g，赤芍 15g，干姜 6g，大枣 10g，炙甘草 10g，藿香 10g，陈皮 12g，广木香 6g，焦神曲 10g，炒莱菔子 10g。3 剂，日 1 剂，早晚温服。

药后患者症状痊愈，予健康教育。

按：腹痛是指以胃脘以下、耻骨毛际以上部位发生疼痛为主症的病证。本案腹痛为外感风寒入侵太阴脾经所致。《伤寒论》太阴病提纲曰："太阴之为病，腹满而吐，食不下，自利益甚，时腹自痛。若下之，必胸下结鞕。"脾阳虚弱，如嗜食冷饮或外感风寒皆可致气机凝滞，经脉不通而腹痛。古人云"不通则痛，不荣则痛"。桂枝汤能调营卫、畅气机、振中阳、散风寒，故可使入侵之风寒从经脉而去。方中桂枝、荆芥、防风、藿香祛风寒而和胃，赤芍、白芍合炙甘草缓急止痛，陈皮、木香疏理气机。桂枝汤是医圣张仲景《伤寒论》中的第一方，也是经方重要的代表方之一，原本为治太阳中风表虚证而设。该方由桂枝三两（去皮）、芍药三两、甘草二两（炙）、生姜三两（切）、大枣十二枚（擘）组成。据《医方集解》云："桂枝辛甘发散为阳，臣以芍药之酸收，佐以甘草之甘平，不令走泄阴气也，姜辛温能散（散寒止呕），枣甘温能和，此不专于发散，有以行脾之津液而和营卫者也。"纵观其方，方中桂枝解肌祛风、宣通卫阳，生姜辛温止呕，以助桂枝通阳，此二者偏于卫；芍药敛阴和营，大枣益气调中，可助芍药和营，此二者偏于营；炙甘草调和诸药，更达调和营卫之效。但除此解肌透邪作用外，桂枝汤实为调和营卫、气血、阴阳、脏腑、表里、内外等功能之要方。此患者受凉后出现腹痛，呕吐，腹部胀满不适，进食水不下。辨证属寒凝气滞，气机失调。予桂枝汤加味，药到病除。脾阳虚弱，如嗜食冷饮或外感风寒皆可致气机凝滞，经脉不通而腹痛。此乃桂枝汤除治太阳表证外，治足太阴脾经证的又一用法。

病案 2

杨某，女性，68 岁。2017 年 10 月 28 日初诊。

患者因"间断右上腹疼痛 3 个月"就诊。外院做腹部超声、腹部 CT 均未见明显异常。刻下：偶有右上腹不适、疼痛，口苦，时有恶心欲呕，每因情志不畅而疼痛加重，纳可，眠可，大便易溏、不成形。舌苔黄、厚腻，脉细弦。

中医诊断：腹痛。证属肝脾不和。

治法：和胃降逆，平调寒热。

处方：黄连汤加减。黄连 10g，清半夏 10g，陈皮 15g，厚朴 10g，党参 10g，延胡索 10g，川楝子 9g，蒲公英 30g，桂枝 6g，干姜 6g，炙甘草 6g。

7 剂，水煎，温服，日 1 剂。

二诊：患者症状好转大半，守前方继服 10 剂，水煎，温服，日 1 剂，症状完全消失。

按：方中黄连清热燥湿，降逆泄浊；干姜温中散寒醒脾；桂枝醒脾和胃，温通阳气；半夏醒脾燥湿，和胃降逆；党参补益脾胃。黄连汤主治病证以寒为主，热为次，但临证若能合理地调整方药用量及加减变化用药，则能主治不同病证。该患者脘腹不适伴疼痛，口苦，欲呕吐，大便不成形，且疼痛与情志相关，为平素寒邪蕴脾，加之肝气犯脾，脾气不运，胃气不降，以此而演变为肝胃不和病证。现代研究表明，黄连汤具有抑制胃酸分泌、降低胃蛋白酶活性、提高胃黏膜前列腺素 E_2 的含量、增加胃黏膜血流、促进肠胃运动、抗炎、镇痛、抗溃疡、镇吐、提高机体免疫能力、抗菌等作用，可用于胃黏膜脱落、慢性浅表性胃炎、慢性萎缩性胃炎、胃术后倾倒综合征、胃溃疡、十二指肠溃疡、慢性肝炎、慢性胆囊炎、胃神经官能症以及肠胃癌变等。

杜老认为，临床中腹痛明显偏寒者，加炒白芍、桂枝，以温化止痛；偏热者，加生白芍、延胡索，以清化止痛；偏虚者，加人参、黄芪，以益气和中；偏实者，加重黄连、栀子用量，以清解郁热；胃脘痞满者，加炒枳实、厚朴，以行气除满；呕吐明显者，易干姜为生姜，以降逆止呕；体倦明显者，加黄芪、山药，以益气补脾；恶寒者，加附子，以温阳散寒；饮食不佳偏气虚者，加白术、麦芽，以益气消食和胃；偏食滞者，加神曲、山楂，以消食化滞；大便溏者，加茯苓、薏苡仁，以益气利湿止泻；大便硬者，加大黄，以清热通便；口苦者，加黄芩、栀子，以清解郁热；黄苔明显者，加黄芩，以清热燥湿；胸中闷热明显者，加蒲公英，以清解胸中郁热；白苔厚者，加重桂枝用量，以温阳化湿；舌上有裂纹者，加石斛、麦冬，以益阴养阴；舌质紫或有瘀斑者，加丹参、当归，以活血化瘀；胃中有振水声者，加生姜，以散水消水等。

（五）呃逆案

病案 1

姜某，女性，37 岁，职工。2008 年 6 月 20 日初诊。

患者因反复发作呃逆 2 年，加重 2 周来诊。发作时连声不断，声低无力，而且心下胀满，时时气窜作痛，纳呆，神疲乏力，面色萎黄，小便稍频，大便时不成形，睡眠欠安。2008 年 1 月胃镜加病理检查结果显示：慢性浅表性胃炎，Hp（－）。舌质淡红，舌苔白润，脉弦无力。

中医诊断：呃逆。证属胃气虚弱，中焦运化无权，肝气夹寒饮冲逆所致。

治法：降气止呃，疏肝健脾。

处方：吴茱萸 5g，生姜 15g，党参 15g，大枣 15g，茯苓 15g，桂枝

10g，炙甘草 9g，陈皮 15g，法半夏 9g，厚朴 10g。

7 剂，水煎服，日 1 剂。

二诊：服药 7 剂后，呃逆明显减轻，饮食增加，偶有胃脘胀满，无腹痛，大便成形，疲乏减轻。舌质淡红，苔白润，脉弦无力。处方：吴茱萸 9g，生姜 15g，党参 15g，大枣 15g，茯苓 15g，桂枝 10g，炙甘草 10g，陈皮 15g，法半夏 9g，厚朴 10g，焦三仙各 10g。7 剂，水煎服，日 1 剂。

三诊：服药后，患者胃中觉宽，呃逆止，饮食增进明显，精神、睡眠均好转，小便利，大便自调。舌质淡红，苔薄白润，脉弦细。续前方 10 剂，水煎服，日 1 剂。

药后胃宽，呃逆止，纳可，神清。

按：呃逆的治法，以降气止呃、理气和胃为主。虚者补之，实者泻之，寒者热之，热者寒之。夹痰湿者，化痰除湿；并水饮者，攻逐水邪；兼气郁者，顺气解郁。明代张景岳曰："凡杂证之呃，虽由气逆，然有兼寒者，有兼热者，有因食滞而逆者，有因阴气竭而逆者，但察其因而治其气，自无不愈。"本例患者属吴茱萸汤证。吴茱萸汤证在《伤寒论》中共有三处，一是"食谷欲呕，属阳明也，吴茱萸汤主之"；二是"少阴病，吐利，手足逆冷，烦躁欲死者，吴茱萸汤主之"；三是"干呕，吐涎沫，头痛者，吴茱萸汤主之"。《金匮要略·呕吐哕下利病脉证治》中尚有"呕而胸满者，茱萸汤主之"之文。涉及阳明、少阴、厥阴三经病变，但从其方证分析，以肝胃虚寒而气逆为其病机特点。全方具有温暖肝胃、散饮降逆之特点。在临证时还有一个不可忽视的特点：本证往往在夜半子时发作为甚，且伴有寒战。这是因为夜半阴气盛极，寒邪得阴气之助而肆虐；同时，阳气生于夜半，阳气生则与阴寒交争，所以证候加剧而有寒战。《伤寒论》说："厥阴病欲解时，从丑至卯上。"说明了厥阴气旺之时，必然能与邪气抗争。吴茱萸为三类有毒药物，一般用量在 3～6g，但用在本方中剂量宜大，可用至 9～15g。一方面剂量不大不足以温降厥阴寒邪，另一方面生姜、大枣又能监制并缓解其毒性。吴茱萸汤有多种加味方法，如胃脘痛甚者加良姜、香附；胁脘胀甚者加厚朴、半夏；气窜气逆合苓桂枣甘汤；头目眩晕、心下逆满者合苓桂术甘汤等。所加诸法，亦均与本方证的病机特点相符而又互相关联。《伤寒论》中吴茱萸汤证在辨证上均有反映其病机特点的共性，即呕恶、吐酸水或多涎，舌淡嫩，苔白润或水滑；脉弦或缓或迟而无力。临床上治疗呕吐、胃痛、头痛、呃逆、胁脘胀满等病症，凡具备上述辨证共性者，以吴茱萸汤为主治，每获良效。方中吴茱萸辛苦而温，暖肝胃、散阴寒、下气降浊，为方中主药；重用生姜之辛温，温胃化饮、降逆止呕，配以党参之甘温、大枣之甘平，补虚和中。诸药共成温中祛寒、降逆和胃的良方。

病案 2

孙某，男性，57 岁。2017 年 4 月 12 日初诊。

患者主因"呃逆 1 个月"就诊。胃镜检查提示浅表性胃炎，Hp（−）。刻下：胃脘痞闷或胀满，按之不痛，频频嗳气，纳差，呃逆，恶心，二便调。舌淡红，苔白腻，脉弦。

中医诊断：呃逆。证属胃气虚弱，痰浊内阻。

治法：降逆化痰，益气和胃。

处方：旋覆代赭汤合橘皮竹茹汤加减。旋覆花（包煎）8g，代赭石（先煎）30g，法半夏 10g，党参 12g，生姜 6g，柿蒂 15g，陈皮 15g，竹茹 15g，麸炒枳壳 12g，醋香附 10g，醋延胡索 12g，川楝子 9g，木香 6g。

7 剂，水煎服，日 1 剂。

二诊：药后患者呃逆减轻明显，食量增加，无恶心、胃灼热、反酸。舌淡红，苔薄白腻，脉弦。续前方 14 剂，水煎服，日 1 剂。

14 剂后诸症悉除。

按:《伤寒论·辨太阳病脉证并治》谓:"伤寒发汗,若吐若下,解后心下痞鞕,噫气不除者,旋覆代赭汤主之。"许宏《金镜内台方议》卷八言:"汗吐下后,大邪虽解,胃气已弱而未和,虚气上逆,故心下痞鞕,而噫气不除者。与旋覆花下气除痰为君,以代赭石为臣,而镇其虚气;以生姜、半夏之辛,而散逆气,除痞散鞕为佐;人参、大枣、甘草之甘,而调缓其中,以补胃气而除噫也。"本方适合因胃气虚弱,痰浊内阻所致胃脘痞闷胀满、频频嗳气,甚或呕吐、呃逆等症。原书用于"伤寒发汗,若吐若下,解后,心下痞鞕,噫气不除者。"此乃外邪虽经汗、吐、下而解,但治不如法,中气已伤,痰涎内生,胃失和降,痰气上逆之故。而胃虚当补、痰浊当化、气逆当降,所以拟化痰降逆、益气补虚之法。方中旋覆花性温而能下气消痰、降逆止嗳,是为君药。代赭石质重而沉降,善镇冲逆,但味苦气寒,故用量稍小为臣药。生姜于本方用量独重,寓意有三:一为和胃降逆,以增止呕之效;二为宣散水气,以助祛痰之功;三可制约代赭石的寒凉之性,使其镇降气逆而不伐胃。半夏辛温,祛痰散结,降逆和胃,并为臣药。

橘皮竹茹汤主治胃虚有热,气逆不降,呃逆或呕吐。吴昆《医方考》卷三曰:"大病后,呃逆不已,脉来虚大者,此方主之。呃逆者,由下达上,气逆作声之名也。大病后则中气皆虚,余邪乘虚入里,邪正相搏,气必上腾,故令呃逆。脉来虚大,虚者正气弱,大者邪热在也。是方也,橘皮平其气,竹茹清其热,甘草和其逆,人参补其虚,生姜正其胃,大枣益其脾。"

(六)便秘案

病案1

李某,女性,55岁,服装厂工人。1987年2月20日初诊。

患者大便秘结5个月,常4～7天大便1次,平时亦无便意,或虽有便意临厕却努则难出，所解之大便甚少，但不干硬。伴有倦怠乏力，纳谷不馨。几个月来间断求治，偶有症状减轻的情况，但始终未能根治。未诊之时，大便1天未行，左侧少腹部时有隐痛，气短无力，纳少乏味。观其形体虽胖，但面色不华，舌质暗淡，苔薄白，脉细无力。

中医诊断：便秘。证属脾气亏虚，大肠传导无力，腑气难以下行。

治法：益气健脾，顺气行滞。

处方：生白术40g，党参12g，炙甘草10g，枳实8g，广藿香6g。5剂，水煎服，日1剂。

服1剂后，大便豁然而下，当晚大便2次，为软便。药尽5剂，纳食增加，大便每1～2日一行，腹痛消失，乏力、倦怠等症状悉减。为巩固疗效，前方去枳实，再投5剂。水煎服，日1剂。药后身渐有力，精神亦佳，大便已趋正常。后以人参健脾丸调理1周。随访3个月，未见复发。

按：本案证属气虚便秘。脾气不足则运化失常，大肠传导无力，故虽有便意而临厕却须竭力努责。脾虚则化源不足，肺气亦亏，因而面色不华，气短无力。在治疗气虚便秘时多重用白术（常用量为30～45g）健脾益气，以恢复脾之运化功能。白术通常为健脾止泻之药，用于治疗便秘者却很少。然而张仲景在《金匮要略·痉湿暍病脉证》中早有明示："若大便坚，小便自利者，去桂加白术汤主之。"近年出版的《名老中医医话》亦载有"白术通便秘"的经验。盖脾气不足，运化无力，不仅出现泄泻，亦可出现便秘。二者病症虽异，而病机却同。因为脾阳健运，不仅能除湿止泻，尚能输津通便。本例以健脾功著的白术为主药，正是基于这一理论指导。白术用于通便，杜老多喜用生者。患者气虚明显，故方中加入党参、甘草健脾益气，以增强白术的力量，并加入枳实顺气行滞。诸药同用，相济为功，使脾气充盛，运化有力，大肠能及时传导糟粕，便秘自然而愈。临床上，凡遇到气虚便秘，均重用白术，常获良效。

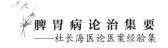
病案 2

李某，女性，42 岁，售货员。1984 年 2 月 13 日初诊。

患者自述患习惯性便秘 3 年余，大便干燥如羊粪，每登厕努责艰行，常服双醋酚丁、果导片等通便之药，药后大便可下，但停药之后，症状仍旧。平素大便少则 3～5 天，多则 7～8 天一行。3 年来，多方医治无效，患者颇为苦恼。近来大便又 4 天未解，口燥，咽干，思冷饮，每日夜间需起床 3～5 次，以饮水解渴。纳少无味，形体较瘦。舌质红，苔薄黄欠润，脉细稍数。

中医诊断：便秘。证属阴血亏虚，肠燥便秘。

治法：酸甘化阴，润燥通便。

处方：生白芍 30g，生甘草 15g，生地黄 30g，枳实 10g。

5 剂，水煎服，日 1 剂。

2 剂后大便即通。5 剂服完，便软易解，1～2 日一行，神清气爽，口渴、咽干等症状明显好转。继宗前法，再投 5 剂，水煎服，日 1 剂。诸症悉除。

按：此例便秘乃阴血不足，大肠失于濡润所致。鉴于病者形体消瘦，不任攻伐，硝、黄峻品，绝非所宜，故治疗采用滋阴润燥之法。以芍药甘草汤为方，重用白芍，酸甘化阴，润燥通便而取得效验。本方药味简洁，力专效宏。盖白芍苦、酸、微寒，养血敛阴，与甘草同用，酸甘化阴，以润肠燥。辅以生地黄滋阴清热，以助白芍润燥通便；枳实苦泄辛散，既可去白芍、生地黄之滋腻，又可行气导滞，静中有动，药证相符，故取捷效。通便多用生白芍，用量一般在 20～45g；阴虚明显者加生地黄、玄参。通常用 2～4 剂即可畅排软便。本法适用于阴血亏虚之肠燥便秘，临床治疗，每多收效。

病案 3

李某，男性，60 岁，工人。1985 年 11 月 13 日初诊。

患者 3 个月前无明显诱因出现大便干燥，4～5 天一行，临厕尚须努责。近 1 个月来，大便干燥呈粒状，表面常有少量鲜血，但无黏液，无里急后重。排便时肛门疼痛不适，严重时用开塞露，或服果导片等通便中药，大便方能泻下。平素腰酸腿软，头晕耳鸣，神疲倦怠，不思饮食。望其面色苍白。舌质淡，苔薄白，脉沉细。

中医诊断：便秘。证属老年肾虚阴亏，兼有脾气不足。

治法：益肾健脾，润燥开秘。

处方：济川煎加味。肉苁蓉 20g，当归 15g，怀牛膝 10g，枳壳 10g，升麻 5g，生白术 15g，熟地黄 15g。

5 剂，水煎服，日 1 剂。

药尽 5 剂，大便畅行，便血消失。原方再进 5 剂，头晕耳鸣、腰酸乏力等症状亦渐好转，大便每 1～2 日一行，为软便。以后又以原方增损，治疗半个月，诸恙消失。

按：本案便秘为老年体衰、肾气精亏之证。盖肾为先天之本，司二便。肾气虚弱，大肠传化无力，加之阴血不足，不能濡润肠道，故大便秘结，努责难下。根据本病特点，权衡证治，治以益肾滋阴为主，健脾益气为辅。方中肉苁蓉入肾及大肠二经，补肾阳、益精血、润燥滑肠，标本同治，为方中君药。熟地黄、当归滋补肾阴，养血润燥。牛膝补肾强腰膝，并有宣上导下的作用，与枳壳同用以下气行滞。稍加升麻以升阳，取欲降先升之妙。白术健脾益气，加强脾的运化功能。诸药合用，共奏益肾健脾、润燥开秘之功。

病案 4

王某，男性，55 岁，农民。1992 年 7 月 19 日初诊。

患者主诉便干难解半年。每到饥饿时胃脘胀痛、吐酸，得按则痛减，得矢气则舒，矢气不多，亦不渴。诊见面部虚浮，舌淡红，苔薄白，脉濡缓。

中医诊断：便秘。证属脾虚气塞。

治法：通气化浊。

处方：甘草泻心汤合防己黄芪汤加味。炙甘草 12g，黄芩 9g，法半夏 9g，大枣 10g，黄连 3g，干姜 9g，党参 15g，茯苓 12g，防己 12g，黄芪 15g，白术 10g，甘草 6g，附子 5g。

7 剂，水煎服，日 1 剂。

二诊：大便较前通畅，矢气转多。前方加泽泻 10g，续前 7 剂，水煎服，日 1 剂。7 剂后大便甚畅，痛胀均减，面浮亦消，唯偶觉胃灼热，又服 7 剂，诸症全消。

按：大便干燥，多责之于腑实热结，或津亏肠枯。然本案便燥，不见口渴等热炽津伤之象，但见胃痛、吐酸之症，知别有他因。胃气虚馁，急于求食自安，则饥时则痛且胃痛得按痛减；痛而且胀，得矢气则舒，亦气滞也。综合脉象分析，乃脾虚而气机阻滞之候。脾虚气塞，肠道不运，湿食相结中焦日久，则大便化燥。治宜塞因塞用，斡旋气机。甘草泻心汤为脾胃虚甚之痞而设，补而兼通，寒热并投，辛开苦降，畅达气机；而防己黄芪汤，通阳气、化湿浊、畅气机。湿气去，气机畅，阳气通，则便秘自去。此二方恰合病机，故取效甚捷，体现了《素问·至真要大论》"塞因塞用"之法。塞因塞用系指用补益药物治疗具有闭塞不通症状的虚证，此法适于因体虚或脏腑精气功能减退而出现闭塞症状的本虚标实病证。便秘病位虽在大肠，但与脾胃及气血津液关系密切，其病因无外乎饮食不节、情志不调、病后体虚、气血不足、感受外邪等，病性可归纳为虚、实、寒、热四方面，病机关键为中气不足，脾运乏力，大肠传导失司，如《灵枢·口问》谓："中气不足，溲便为之变……"六腑为病，以通为用，通下法虽为治便秘之常法，然对于虚秘尚有"塞因塞用"之变法。临床上便秘病因、病机错综复杂，故须谨察病机，治病求本。

病案5

王某，男性，80岁。2016年7月23日初诊。

患者因10年前行腹部手术后出现习惯性便秘，经常便结不通，少有便意，很难自动排便，经常自行口服麻仁润肠丸、便通胶囊等药物。近10年常常如此，体形稍胖，近期服用上述药物亦不能缓解，完善肠镜检查示大肠黑变病，余未见异常，故前来就诊。刻下：便秘，口干口渴，渴欲饮水，小便可。舌苔薄黄少津，舌质暗红，脉弦细。

中医诊断：便秘。证属阴血不足，肠胃液亏。

治法：滋阴润肠通便。

处方：玄参20g，麦冬20g，生地黄15g，当归15g，制何首乌15g，白芍10g，火麻仁10g，郁李仁20g，桃仁10g，枳壳6g，玄明粉（冲服）10g。

7剂，水煎，温服，日1剂。

同时服用促进胃动力及调节肠道菌群药物配合治疗。

二诊：患者排便较前缓解，但仍有不畅，矢气较前增多，时有腹胀满不适。遂调整处方如下：玄参20g，麦冬20g，生地黄15g，当归15g，制何首乌15g，白芍10g，火麻仁10g，郁李仁20g，桃仁10g，枳壳12g，玄明粉（冲服）6g，瓜蒌30g，大腹皮20g。14剂，水煎，温服，日1剂。余法同上。

三诊：患者大便通畅，每1～2日一行，大便成形，时有不寐，余未见异常。上方加炒酸枣仁20g，继服7剂。水煎，温服，日1剂。

四诊：自诉症状完全消失。

按：患者因术后造成习惯性便秘，损伤正气，气血亏虚。本案患者苔薄而少，脉弦细，属正虚之中偏于阴血不足，乃大肠液亏而便秘。杜老认为此类便秘忌用攻下，愈攻正气愈虚。治疗当以滋阴润肠通便为主。故本病以增液汤与五仁丸加减。增液汤出自《温病条辨》，所谓"水不足以行舟，而结粪不下者"，当增水行舟。方中重用玄参、麦冬、生地黄以滋阴润肠；当归、白芍养血；火麻仁、桃仁、郁李仁等诸仁质润而滑，通便而不伤正，最宜老人、产妇血虚肠燥者应用；制何首乌补肝肾之阴；玄明粉咸寒软坚散结，以保证按时大便。复诊时患者见腹胀满，加大行气之力，故枳壳增加至 12g，加大腹皮、瓜蒌行气宽中，效果尤佳。

病案 6

孟某，女性，50 岁。2017 年 11 月 7 日初诊。

患者诉大便排出困难已 2 年余。大便粪质不硬、偏干，排便无力，常服牛黄解毒类、大黄等通便泻火药物辅助通便。平素食欲差，手足凉，进食后腹胀，疲乏无力，口唇干燥，夜寐尚可。舌暗，苔薄白，脉弦。腹平软，无压痛、反跳痛及肌紧张，墨菲征阳性，麦氏点无压痛，肠鸣音 2 次/分。辅助检查：肝、胆、胰、脾、肾超声提示脂肪肝。大便常规检查未见异常。

中医诊断：便秘。证属为肝胃气滞，气阴两虚证。

西医诊断：便秘，脂肪肝。

治法：疏降调补并举。

处方：北柴胡 10g，炒枳实 10g，赤白芍 12g，北沙参 12g，生薏苡仁 40g，生白术 40g，焦三仙各 10g，威灵仙 10g，大腹皮 10g，火麻仁 20g，玄参 12g，天冬 10g，麦冬 10g，生地黄 10g，砂仁（后下）3g，炒莱菔子 10g。

7 剂，日 1 剂，水煎服，日 2 次。

二诊：服上药后大便日行一次，仅觉不太爽利。诉目前仅大便欠畅，有时腹胀，但疲乏、口唇干燥等症均已消除，精神面貌好。察其舌质暗红，苔薄净，脉弦。气阴已复，胃肠仍有湿滞。故上方去北沙参、玄参、麦冬、生地黄、威灵仙、炒莱菔子，加清半夏10g、虎杖20g、木香10g。继予14剂。日1剂，水煎服，日2次。

观察1个月后停药。

按：便秘是临床常见病症，气虚阳弱，推动无力，或阴虚血少，肠燥便结，以致便秘，可统称为阴结。实热痰湿壅结，或气滞不行而成便秘，可统称为阳结。《景岳全书》卷三十四曰："盖阳结者，邪有余，宜攻宜泻者也；阴结者，正不足，宜补宜滋者也。"便秘有阳结、阴结、实秘、虚秘、气秘、风秘、痰秘、冷秘、热秘、脾约之分。杜老认为各种原因引起肝脾气血郁滞是便秘之主因，即西医所谓肠动力低下。只有疏调肝脾气机使气血调畅，肠蠕动才能自然恢复，故以疏肝理气、和胃降浊为常法。本例症见手足冷、进食胃胀、纳差、便秘、舌暗、脉弦，显为肝胃气机阻滞，失于和降；但疲乏、口唇干燥，又为气阴两虚。故一诊以四逆散疏达肝气，焦三仙、炒莱菔子、砂仁、大腹皮、威灵仙、生薏苡仁、火麻仁理气通降泄浊，并用北沙参、白术、玄参、天麦冬、生地黄调补气阴、润肠通便。二诊：大便自行一次，仅欠顺畅，但自加入半夏、虎杖及木香，加强下气通降功用，竟收全功。

病案7

孙某，男性，58岁。2017年11月12日初诊。

患者主因"大便干燥1年余"就诊。刻下：每日有便意，但如厕困难，不易排出，大便如羊屎。纳谷不馨，偶有耳鸣，心烦失眠，潮热盗汗，腰酸膝软。舌尖红，苔薄黄，脉弦细。

中医诊断：便秘。证属气阴不足证。

治法：滋阴通便。

处方：增液汤加减。当归 15g，白芍 15g，生地黄 15g，玄参 15g，麦冬 12g，枳实 10g，炒苦杏仁 10g，桃仁 10g，火麻仁 15g，郁李仁 12g，瓜蒌 15g，焦槟榔 6g，大黄 3g，炒莱菔子 12g，牛蒡子 10g。

7 剂，水煎服，日 1 剂。

二诊：药后大便偏干、较畅，食欲好转，心烦、耳鸣消失，睡眠改善。舌尖红，苔薄黄，脉弦细。上方去牛蒡子、玄参、麦冬加量至 20g，再服 7 剂，水煎服，日 1 剂。

三诊：患者大便软，排便畅，饮食正常，无明显潮热盗汗，无腰酸，舌淡红，苔薄白，脉弦细。继宗前法，再投 14 剂，水煎服，日 1 剂。14 剂后诸症悉除。

按：便秘的病因主要有外感寒热之邪、内伤饮食情志、病后体虚、阴阳气血不足等。该患者考虑为阴虚便秘，其临床表现为大便干结，如羊屎状，且患者形体消瘦、头晕耳鸣、心烦失眠、潮热盗汗、腰膝酸软、舌红、脉弦细。六腑以通为用，以降为和，所以治疗腑气失调的病变应当在对证用药的同时考虑脏腑的功能特点。便秘病因不离腑气呆滞不降的基本病机，对于治疗阴虚便秘的增液汤，吴鞠通在《温病条辨》中有云："阳明温病，无上焦证，数日不大便，当下之，若其人阴素虚，不可行承气者，增液汤主之。"方中玄参、麦冬、生地黄滋阴润肠、生津通便。玄参甘寒以滋阴，味咸能软坚，配伍地黄、当归、桃仁、火麻仁、枳实能滋阴润肠、行气通便。杜老言阴虚重者可加芍药、玉竹、石斛以助养阴之力，火麻仁、柏子仁、瓜蒌仁等仁儿类药物还可增润肠之效。若胃阴不足，口干口渴者，可用益胃汤；若肾阴不足，腰酸膝软者，可用六味地黄丸加减。

病案 8

陈某，女性，46 岁。2017 年 6 月 26 日初诊。

患者近 5 年大便干燥，自行口服通便药物症状时有缓解。近日症状加重，自行服用药物后症状持续不缓解，遂来就诊。刻下：大便 5～7 天一行，便干，伴腹胀，厕纸可见血，平素易犯口疮。舌红，苔薄黄，脉细数。

中医诊断：便秘。证属肠胃积热。

治法：泻热导滞，润肠通便。

处方：麻子仁丸加减。麻子仁 20g，枳壳 10g，厚朴 10g，苦杏仁 10g，白芍 15g，生大黄 4g，金银花 10g，生地黄 15g，栀子 10g，蒲公英 30g，甘草 6g。

7 剂，水煎服，日 1 剂。

二诊：大便已通，血止，口疮减轻，轻度腹胀。舌红，苔薄黄，脉细略数。麻子仁丸合泻黄散加减：火麻仁 20g，枳壳 10g，厚朴 10g，杏仁 10g，白芍 15g，生大黄 2g，金银花 10g，生地黄 20g，栀子 10g，藿香 10g，甘草 6g。7 剂，水煎服，日 1 剂。

三诊：患者大便通畅，痔血未作，口疮已愈，未继服。

按：《素问·举痛论》："热气留于小肠，肠中痛，瘅热焦竭，则坚干不得出，故痛而闭不通矣。"本患者肠胃积热，日久未清，热盛伤津，肠道枯涩，故便秘成痔；热迫血溢，积热上蒸而发口疮。以麻子仁丸润肠通便，加生地黄、金银花清热解毒，使热去肠清，更合泻黄散清泻内热，以达邪去症除之目的，故效佳。本病病位在大肠，并与脾、胃、肺、肝、肾密切相关。形成便秘的基本病机是邪滞大肠，腑气闭塞不通或肠失温润，推动无力，导致大肠传导功能失常。辨证以寒热虚实为要点。其治疗当分虚实而治，实证以祛邪为主，据热、冷、气秘之不同，分别施以泻热、温散、理气之法，辅以导滞之品；虚证以养正为先，依阴阳气血亏虚的不同，主用滋阴养血、益气温阳之法，酌用甘温润肠之药。大便干结，解便困难，可用下法，但注意应在辨证论治基础上辅以下法，并以润下为基础，个别证型虽可暂用攻下之药，也以缓下为宜，以大便软为度，不得一见便秘，便用大黄、芒硝、巴豆、牵牛子之类，以防愈下愈结。

（七）呕吐案

病案 1

王某，女性，36 岁。2017 年 4 月 23 日初诊。

患者近 1 年反复间断性干呕，时作时止，近 1 个月症状加重，于外院做胃镜、脑电图、头颅 CT 等检查，诊为神经官能症、神经性呕吐，予谷维素、甲氧氯普胺等药物治疗无明显效果，遂前来就诊。刻下：伴时反酸、胃灼热，时有胃脘部疼痛，性情易急躁，自觉手脚麻木，纳可，眠安，大便溏。舌边尖红，苔淡黄，脉弦细。查体未见明显阳性体征。

中医诊断：呕吐。证属肝胃不和。

治法：疏肝解郁，调中和胃。

处方：醋柴胡 10g，法半夏 9g，川楝子 15g，广郁金 10g，枳壳 10g，竹茹 10g，白芍 20g，陈皮 10g，黄连 5g，黄芩 10g，吴茱萸 6g，代赭石（先煎）20g，旋覆花（包煎）10g，天麻 10g，钩藤 10g。

7 剂，水煎，温服，日 1 剂。

二诊：患者呕吐频率较前减少，大便仍溏。处方：上方再加炒白术 30g，党参 10g。10 剂，水煎，温服，日 1 剂。

三诊：患者呕吐症状消失，大便成形，继服上方 7 剂巩固疗效。

按：患者性情急躁，肝气郁滞日久，肝气犯胃，横逆克脾，干呕为胃气不降，便溏为脾虚，气机郁滞不通则胃痛，呕吐酸水，肝气犯胃则反酸，故治疗以疏肝解郁、调中和胃为主。本方以柴胡舒肝散与旋覆代赭汤加减。旋覆代赭汤出自《伤寒论·辨太阳病脉证并治下》，其曰："伤寒发汗，若吐若下，解后，心下痞硬，噫气不除者，旋覆代赭汤主之。"柴胡疏肝散出自《景岳全书》，乃疏肝理气之要方，《谦斋医学讲稿》曰："本方即四逆散加川芎、香附和血理气，治疗胁痛、寒热往来，专以疏肝为目的。以柴胡、枳壳、香附理气为主，白芍、川芎和血为佐，再用甘草以缓之，系疏肝的正法，可谓善于运用古方。"本案乃肝胃不和之证，故方中取醋柴胡、川楝子、枳壳疏肝理气；白芍养血和肝、缓肝气之急；陈皮、竹茹和胃止呕；法半夏降逆止呕；黄芩、黄连有泻胃火之效；吴茱萸温中散寒，以止胃脘疼痛；配旋覆花、代赭石降气，以平肝气之逆；天麻和钩藤平肝息风，以治手脚麻木。全方功能相辅相成，共奏奇效。

病案 2

孙某，女性，35 岁。2017 年 1 月 20 日初诊。

患者主诉胃脘部嘈杂、呕吐 4 天。烦躁易怒，频繁嗳气、呕吐，进食即吐，大便数日未解，不思饮食。舌红，苔薄黄，脉数滑。在医院做胃镜、肝功能、电解质等检查均正常。西医诊断为反流性食管炎、胃神经官能症。服用增加胃动力及帮助消化药物 4 天，效果不理想，故来就诊。

中医诊断：呕吐。证属肝胃郁热，胃气上逆。

治法：清热止呕，理脾和胃。

处方：旋覆代赭汤加减。旋覆花（包煎）10g，太子参 10g，姜半夏 10g，代赭石（先煎）20g，黄芩 12g，竹茹 12g，大枣 3 枚，大黄 3g，火麻仁 20g。

5 剂，水煎服，日 1 剂。

二诊：呕吐停止，能少量进食，嗳气明显减轻。大便正常，但食欲欠佳。在上方中加乌梅 10g、枳实 10g、鸡内金 10g。5 剂，水煎服，日 1 剂。

三诊：患者食量增加，大便正常，呕吐消失，精神饱满。继服二诊方 5 剂以巩固疗效。

按：此患者为脾胃不和、胃热气逆所致，故以调理脾胃、清热止呕为大法，方用旋覆代赭汤加减。方中用旋覆花、代赭石下气降逆，姜半夏和胃止呕，黄芩、竹茹清热止呕，太子参健脾益气，大枣、甘草益气和中，大黄、火麻仁泻热润肠通便，乌梅、枳实、鸡内金行气消食、生津止呕。服药15剂，病告痊愈。人的胃气，其最重之责任乃传送水谷，故以息息向下行为顺。此证因胃气不能下行，转而上逆，故进食即吐、嗳气。本例病症呕吐严重，伤及胃气，胃气虚，土虚木乘。应用旋覆代赭汤的辨证要点是：嗳气频频，上腹部痞满，纳差，或呃逆，呕吐，舌苔白腻，脉滑或缓。此患者属旋覆代赭汤证，故用此方疗效甚捷。杜老认为旋覆代赭汤具有和胃化痰、镇肝降逆、散痞之功，历代医家用于治疗痰饮，止呕逆，调肝胃，应用广泛。现代消化系统疾病如慢性胃炎、胃肠神经官能症、反流性食管炎等证属胃虚气逆，肝胃不和，痰浊内阻者，均可应用本方。

病案3

吕某，男性，48岁。2015年4月15日就诊。

患者素体肥胖，吸烟史25年，每日1支，饮酒史30年。现症见头晕乏力，干呕，时有呕吐痰涎，晨起明显。活动后大汗，黏腻不爽。纳食不佳，大便黏腻不成形。舌淡胖有齿痕，苔白厚腻，脉沉细。

中医诊断：呕吐。证属痰阻脾胃。

治法：醒脾燥湿。

处方：小半夏汤合苓桂术甘汤加味。生姜15g，姜半夏10g，茯苓12g，桂枝10g，白术15g，甘草6g，砂仁6g，白豆蔻6g，苍术10g。

7剂，水煎服，日1剂。

二诊：7剂后，患者诉恶心呕吐明显好转，大便日行1～2次，仍不成形，食欲略好转。嘱上方续服7剂，水煎服，日1剂。戒烟限酒，适当运动，不适随诊。

1月余后随诊，自诉续服10余剂后自行停药，大便成形，日行一次，头晕乏力明显好转，纳可，眠可。

按：患者中年男性，素体肥胖，多年饮酒、吸烟史，体多痰湿。痰湿壅滞清窍，故头晕；清气周身流转不利，故乏力。晨起呕吐痰涎、纳食不佳为痰湿阻滞脾胃，胃气不能下降而致呕吐，又因痰湿病邪而呕吐痰涎，可与饮食积滞导致呕吐酸腐相区别。脾喜燥恶湿，痰湿困顿则运化无力，故汗出黏腻、大便不爽。舌淡胖有齿痕、苔白厚腻可证湿邪。观其诸症，可见为痰湿实邪所致，并无脾肾阳虚等畏寒肢冷症状，故从实论治，先清痰涎，再醒脾燥湿。方中生姜、姜半夏和胃降逆，解呕吐之症，并清头目困顿；茯苓、桂枝、白术、甘草温脾化饮，助脾运化。脾气受困，脘闷不食，另加砂仁、白豆蔻、苍术开胃醒脾。服7剂后恶心呕吐好转，大便日行1～2次为湿邪有出路，仍不成形为湿阻日久，还要继续醒脾燥湿，以助脾气运化之力。故原方续服，并嘱患者改善生活方式。其效后验。本例中，方义取自《金匮要略》之小半夏汤，该方为止呕之祖方（"诸呕吐，谷不得下者""呕家本渴，渴者为欲解。今反不渴，心下有支饮故也，小半夏汤主之"）。苓桂术甘汤见于《伤寒论》，亦为痰饮病的治疗代表方。现代药理研究表明，二者对消化系统、神经内分泌系统等有一定的调节能力。且初期方药得效，可知辨证得当，故不急于调整方药。痰湿致病缠绵难清，且患者本身生活方式欠妥，故难求速效，而以坚持服药为主。

（八）吐酸案

病案1

李某，男性，56岁。2017年11月18日初诊。

患者主因"胃脘胀痛伴反酸、胃灼热2年"就诊。刻下：胃脘部胀痛，伴反酸、胃灼热，胸骨后灼热不适，无恶心呕吐。纳谷不香，大便可，舌红，苔薄黄腻，脉弦细。

中医诊断：吐酸。属脾胃不和，热邪犯胃。

治法：和胃降逆，清泻胃火。

处方：左金丸合清胃方加减。黄连 6g，吴茱萸 1g，浙贝母 15g，牡丹皮 10g，炒栀子 5g，醋香附 10g，白及 10g，海螵蛸 15g，川楝子 9g，大腹皮 12g，煅代赭石（先煎）20g，竹茹 15g，炒莱菔子 12g，焦神曲 12g，焦麦芽 12g，瓦楞子 20g。

7 剂，水煎服，日 1 剂。

二诊：反酸、胃灼热症状减轻，偶有腹胀满，胃脘恶寒，苔薄黄，脉弦细。上方去白及，加枳实 10g、良姜 6g。7 剂，水煎服，日 1 剂。

按：吐酸，出自《素问·至真要大论》："诸呕吐酸，暴注下迫，皆属于热。"该论中尚有呕酸的记载："少阳之胜，热客于胃，烦心心痛，目赤欲呕，呕酸善饥……"其所指呕酸也当属今之吐酸范畴。《景岳全书·吞酸》中认为："非如吐酸之近，不在上脘而在中焦胃脘之间，时多呕恶，所吐皆酸，即名吐酸而渥渥不行者是也。"吐酸，可见于消化性溃疡等多种疾病。多见吐酸时作，心烦，口苦口干，或渴喜冷饮，胃脘灼痛、拒按，或消谷善饥，或见牙龈肿痛溃烂，大便秘结，小便短黄，舌质红，苔黄，脉滑数。该患者考虑为热邪犯胃，治当清泻胃火，佐以降逆平肝、敛酸制酸。方用清胃散加大腹皮、莱菔子、川楝子、瓦楞子等。杜老认为煅赭石和竹茹作为药对，有降气之功。《证治汇补·吞酸》指出："吞酸，小疾也，然可暂不可久，久而不愈，为膈噎反胃之渐也。"吐酸、吞酸之酸水来自胃液，其成分主要是盐酸。若吐酸、吞酸日久，损伤食管，热灼胸膈，势将发生胃灼热、胸痹、噎膈等症，故不可轻视吐酸、吞酸。吐酸、吞酸多于受寒、食用甜食后复发或加重病情，故治疗之时，要寓防于治，切忌贪图功利，一味治酸。对于该类患者，杜老在诊治完后，都会耐心嘱咐患者，饮食上要以清淡易于消化食物为宜，避免进食浓茶、咖啡和辛辣食物，忌甜食（点心、面包等），还要注意少吃或者不吃栗子、韭菜、香蕉等食物。

病案 2

蔡某，男性，27 岁。2018 年 1 月 12 日初诊。

患者反酸、胃灼热 1 月余，夜间明显加重，甚至可呕吐酸水，胃中灼痛，自行口服碳酸氢钠片、法莫替丁等药物，症状缓解不明显，故前来就诊。刻下：反酸、胃灼热，腹部胀满不适，纳差，嗳腐食臭，无腹痛，无咳嗽、咳痰，无胸闷喘憋。大便溏。舌苔厚腻，脉滑。于外院行食管 pH 监测，明确反流性食管炎诊断。

中医诊断：吐酸。证属饮食积滞。

治法：消食导滞，理气和中。

处方：焦山楂 15g，焦麦芽 15g，焦神曲 15g，炒莱菔子 15g，连翘 20g，陈皮 15g，半夏 10g，茯苓 10g，枳实 10g，炒白术 20g，黄连 5g，吴茱萸 1g，煅瓦楞子 30g，海螵蛸 30g。

10 剂，水煎服，日 1 剂。

二诊：患者仍时有反酸，胃纳较前缓解，时有腹部胀满，大便溏。故予处方：焦山楂 15g，焦麦芽 15g，焦神曲 15g，炒莱菔子 15g，连翘 20g，陈皮 15g，半夏 10g，茯苓 10g，枳实 10g，炒白术 30g，黄连 5g，吴茱萸 3g，煅瓦楞子 30g，海螵蛸 30g，煅牡蛎 20g。10 剂，水煎服，日 1 剂。

三诊：患者反酸消失，胃纳可，大便成形。上方继服 10 剂，巩固疗效。

按：本案结合伴随症状属于"食滞吞酸"范畴。治疗上宜消食导滞、理气和中，故采用保和丸、枳术丸、左金丸加减。保和丸消食积、和脾胃。枳术丸由《金匮要略》之枳术汤变化而来，张仲景重用枳实，而枳术丸重用白术，主治饮食停滞不化，故倍用白术，寓消于补，变急为缓。万病皆由于郁，食滞则气机升降不畅，易形成气滞，气滞日久容易化火，故合以左金丸清泻肝火、制酸止痛，同时加用海螵蛸、瓦楞子、煅牡蛎之制酸收敛之品，以消反酸之症，效果甚佳。本案患者纳呆，食滞胃脘，故采用保和丸消食导滞，祛除本病之主因，邪去则正安。保和丸为消食导滞和胃之基础方，取山楂善消油腻肉滞；神曲能消酒食陈腐之积；莱菔子消面食痰浊之滞；陈皮、半夏、茯苓理气和胃，燥湿化痰；连翘散结清热。各药之间相辅相成，共奏奇效。

病案3

彭某，男性，80岁。2015年9月20日初诊。

患者反复反酸、胃灼热1月余，夜间明显加重，严重时可呕吐酸水，自行口服碳酸氢钠片后略缓解，但效果不明显，故前来就诊。刻下：反酸、胃灼热，时有呃逆，夜间明显，伴上腹部胀满，无疼痛，口干口渴，时有心烦易怒，纳呆食少，大便可，无黏液脓血便。舌体瘦，色红，苔薄白干，脉细。

中医诊断：吐酸。证属肝气犯胃。

治法：清肝泻火，降逆止呕。

处方：黄连6g，吴茱萸1g，浙贝母15g，牡丹皮10g，炒栀子5g，醋香附10g，白及10g，海螵蛸15g，川楝子9g，降香10g，瓦楞子20g，枳壳12g，醋延胡索10g，蒲公英30g，煅代赭石（先煎）20g。

7剂，水煎服，日1剂。

二诊：患者吐酸症状好转，次数减少，但仍有心烦、纳呆，遂调整处方。上方加醋青皮10g。7剂，水煎服，日1剂。

三诊：患者症状明显好转，纳可，前方继服14剂。14剂后症状完全消失。

按： 本病以左金丸加减，联合制酸要药——白及和海螵蛸，服用7剂，症状明显改善。左金丸出自《丹溪心法》，其功用是清泻肝火、降逆止呕，由黄连和吴茱萸两味药组成。方中重用黄连为君清心火，根据五行相生理论，"实则泻其子"，黄连清火一则为清肝火，使肝火得清，自不横逆犯胃；其次，黄连亦善清胃热，胃火降则气和。一药两清，标本兼顾。

然气郁化热证，单用苦寒之黄连恐郁结不开，伤及中阳，故配伍辛热之吴茱萸。吴茱萸用药之意：一为疏肝解郁，条达肝气；二为反佐黄连之苦寒，使火泻而无凉遏之弊；三为取其下气功用，和胃降逆；四为引黄连入肝经。一药四用，以为佐使。二药合用，清肝泻火，降逆止呕。正如《医宗金鉴·删补名医方论》所云："左金丸独用黄连为君，从实则泻子之法，以直折其上炎之势。吴茱萸从类相求，引热下行，并以辛燥开其肝郁，惩其扦格，故以为佐。然必本气实而土不虚者，庶可相宜。"同时配合制酸敛酸专药白及和海螵蛸，以消除患者反酸、胃灼热之感。现代中药学研究明确白及和海螵蛸为治疗反流性食管炎的有效用药。同时本方搭配疏肝理气和胃之品，效果显著。

病案 4

刘某，男性，42 岁。2017 年 9 月 19 日初诊。

患者胃脘部烧灼，后半夜明显，伴胸骨后时有灼热，鼾声重，有时胃胀、嗳气，讲课后咽痛，无法坚持授课。平时大便每日 2～3 次、不成形，夜寐不实。病已多年。口服西药抑酸药，初则有效，再服反有心悸。曾服中药也无改善，深以为苦。舌质偏暗，舌苔黄腻，脉弦细滑。腹软，无压痛、反跳痛及肌紧张，墨菲征阳性，麦氏点无压痛，肠鸣音 2 次 / 分。辅助检查：电子胃镜检查诊断为慢性浅表性胃炎、反流性食管炎（LA-A级）；肝、胆、胰、脾、肾超声提示脂肪肝。

中医诊断：吐酸。证属肝胃郁热。

西医诊断：慢性浅表性胃炎，脂肪肝，反流性食管炎（LA-A级）。

治法：清肝降胃。

处方：小柴胡合香苏散加减。醋柴胡 10g、炒黄芩 10g、姜半夏 10g、紫苏梗 10g、紫苏子 10g、制香附 10g、炒陈皮 10g、浙贝母 20g、海螵蛸 12g、焦三仙各 10g、炒枳实 10g、连翘 15g、生薏苡仁 30g。

7剂，水煎服，日1剂。

二诊：上方服用7剂，症状明显减轻，遂自行取药再服14剂。现患者诉中脘已适，胃口好，仅胸骨后有时不适，大便减为每日2次，舌偏暗，舌苔中心薄黄腻，脉弦细滑。痰气仍有不利，上方去浙贝母，炒枳实加至12g，加旋覆花（包煎）10g、茯苓15g。7剂，水煎服，日1剂。

三诊：前后共服28剂，诸症若失，恢复正常饮食也未反复，并能正常授课，大便每日1～2次、成形，夜寐安稳。舌质偏暗，苔薄黄，脉弦细滑。嘱上方再服14剂巩固疗效。

按：《素问·至真要大论》曰："诸呕吐酸……皆属于热""少阳之胜，热客于胃……呕酸善饥"。《灵枢·四时气》曰："邪在胆，逆在胃。"秦景明言："恼怒忧郁，伤肝胆之气，木能生火，乘胃克脾，则饮食不能消化，停积于胃，遂成酸水浸淫之患矣。"这是对吞酸病机最好的概括。本病的病机为肝气不舒，郁而化热，移热于胆，胆失清降，胆热挟持胃气上逆；病位在肝、胆、胃，属热属实；治当以清疏肝胆、和胃通降为法。此例患者胃脘胀满、嗳气、纳差，为胃气壅滞之证；胸脘灼热、咽痛，为胆热挟胃气上逆所致。大便二三次，不成形，似为脾气虚，但实为排出困难、黏滞，故为湿热瘀滞；舌苔黄腻，为痰热中阻。故初诊以小柴胡清降胆热，香苏散通胃气，更加浙贝母、海螵蛸、焦三仙、连翘及薏苡仁，清化痰热湿滞，并去党参之温补碍中。二诊时诸症已尽去，唯舌苔仍有薄黄腻，脉象仍有弦细滑，胸脘有时仍有不适，故去浙贝母之清化痰热，加旋覆花、茯苓，加强降气消痰作用，使热去、气利、痰湿去，守方收功。

病案5

张某，女性，60岁。2017年4月12日初诊。

患者主因咽部不适，胸骨后灼痛反复发作1年，加重1个月就诊。患者1年前因情志不畅，逐渐出现咽部不适，继而胸骨后疼痛，常放射至肩背部，口苦，口干。曾服用质子泵抑制剂等，均只能暂时缓解症状，停药后即复发，病情时轻时重，常因生气或食用甜食而复发。近 1 个月因生气复发，口苦、口干明显，夜尿 3 次，大便可，舌暗有瘀斑，苔薄黄腻，脉沉细。腹软，无压痛、反跳痛及肌紧张，墨菲征阳性，麦氏点无压痛，肠鸣音 2 次 / 分。辅助检查：电子胃镜检查提示反流性食管炎（LA-A 级）。

中医诊断：吐酸。证属肝胃郁热。

西医诊断：反流性食管炎（LA-A 级）。

治法：清肝泄热，通腑降逆。

处方：柴胡 10g，黄芩 10g，法半夏 9g，陈皮 10g，茯苓 15g，紫苏梗 10g，醋香附 10g，焦三仙各 10g，北沙参 15g，丹参 20g，砂仁（后下）3g，浙贝母 20g，海螵蛸（先煎）15g。

7 剂，水煎服，日 1 剂。

二诊：服药 7 剂后，上述症状明显减轻，已无胸骨后疼痛，但仍有口苦、口干。舌质暗，苔薄黄，脉细。上方加麦冬 15g，继服 2 周，症状消失。

按：随着改革开放后社会经济水平的发展、饮食结构的变化，吐酸患者日渐增多，这主要与饮食不当（因生活条件改善，过食甜腻，阻碍胃气）、情志不畅（因生活节奏快、工作压力大精神紧张），使肝失疏泄，或气郁化火，横逆犯胃，肝热挟胃气上逆相关。明代秦景明在《症因脉治》中曰："恼怒忧郁，伤肝胆之气，木能生火，乘胃克脾，则饮食不能消化，停积于胃，遂成酸水浸淫之患矣。"本案病位在食管（胃），涉及肝（胆），病性以实证、热证为主，病机主要与肝（胆）热挟胃气上逆有关，病理多涉及气滞（郁热）、湿热、血瘀、阴虚，多见肝胃不和、肝胃郁热、肝胃阴虚、瘀血阻络、痰湿停滞等证。失治误治，或久治不愈，迁延日久，可致痰瘀互结，正气渐亏，交搏于食管下段或贲门，可致噎膈。酸为肝之味，应从肝论治。此案肝胃郁热证突出，反复发作，主要为反复发作的胸骨后疼痛，口苦，烦躁。舌质暗红，苔黄厚腻，脉弦滑或弦滑数，治以清肝泄热、通腑降逆，并注意兼夹证的治疗。

（九）恶心案

病案

张某，女性，67 岁，退休教师。2014 年 9 月 3 日初诊。

患者主诉恶心、反酸 3 个月。进食水极易出现恶心、反酸，无呕吐，伴有胸骨后不适，胃脘痞胀不适，剑突下按则嗳气且有声，平素易受惊吓，夜寐欠佳，头晕，肩部酸胀麻木，口腔右颊内见一个 0.2cm×0.3cm 溃疡面，疼痛，纳呆，口苦。小便偏黄，大便黏滞不爽。舌质红，苔黄腻，脉细弦。患者既往有腰椎间盘突出症，抑郁状态。2014 年 7 月 17 日胃镜检查提示浅表性胃炎伴糜烂。外院予雷贝拉唑钠肠溶胶囊、莫沙必利分散片，但治疗效果不佳，停药后仍反复发作，遂求中医治疗。

中医诊断：恶心、吐酸。证属痰热内扰。

治法：清热化痰。

处方：黄连温胆汤合旋覆代赭汤和半夏白术天麻汤加减。姜半夏 10g，陈皮 15g，茯苓 15g，甘草 9g，竹茹 10g，枳实 10g，川黄连 6g，厚朴 15g，苍术 12g，生白术 15g，天麻 12g，旋覆花（包煎）10g，代赭石（先煎）30g，生龙骨（先煎）30g，生牡蛎（先煎）30g，石菖蒲 12g，煅瓦楞子（先煎）15g。

7 剂，水煎服，日 1 剂。

二诊：诉诸症均有好转：少有恶心，反酸止，易受惊吓好转，睡眠改善，头晕减轻，口腔溃疡痊愈，无胃痞，无嗳气，胃纳大增，大便软，排便较畅。舌质红，苔薄黄腻，脉细弦。

继服原方 14 剂，水煎服，日 1 剂。14 剂后症状消失。1 个月后随访，患者未再发作恶心、反酸。

按：本例虽以恶心、反酸为主诉，但从纳呆、胸胃痞满不适、平素易受惊吓、夜寐欠佳、头晕、苔黄腻等一系列看似互不相关的众多临床表现看，可抓住痰热内扰的主线。尤其是胸骨后不适，胃脘痞胀难受，按则有嗳气声、不按则无，此乃怪症，提示有胃神经官能症或郁证的可能性。宜用黄连温胆汤清胆，伍以半夏白术天麻汤、旋覆代赭汤清胆和胃、降逆化痰。温胆汤出自《备急千金要方》，治"大病后虚烦不得眠"。后世减生姜用量而治痰热，方名仍称温胆，但功用实为清胆。黄连温胆汤出自《六因条辨》，乃温胆汤加黄连而成，进一步加强了清胆的作用，理气化痰、清胆和胃，主治胆胃不和，痰热内扰证。由于黄连温胆汤是以二陈汤为基础加减而成，故首先能够治疗消化系统疾病之痰湿（热）中阻证。黄连温胆汤证临床表现多样，主要包括消化系统和神经系统痰热蕴结的病证，辨证当以舌苔黄腻、脉弦滑、脘痞胸闷、恶心、眩晕以及神经衰弱等症为要点。

（十）久痢案

病案

王某，男性，52岁，办公室职员。1998年5月初诊。

患者主因"反复发作腹泻10年"来诊。腹泻每日少则3～5次，多则达10余次，多为黏液脓血便，伴有里急后重，时有下腹部疼痛。曾于当地医院行电子结肠镜检查，发现降结肠、乙状结肠和直肠黏膜弥漫性充血、水肿，散在溃疡表现。诊断为溃疡性结肠炎。长期口服药物（如美沙拉嗪等）治疗，病情加重时甚至出现发热，需住院输液治疗，住院期间行中药灌肠治疗，效果不明显。来诊时腹泻，黏液脓血便，常有里急后重，下腹部疼痛，泻出后疼痛有所减轻。口干口苦，自觉口中黏腻。舌质红，苔白腻厚，脉弦滑。下腹、左中腹轻压痛。

中医诊断：久痢。证属大肠湿热。

治法：清热燥湿理气。

处方：葛根芩连汤合白头翁汤加减。葛根 15g，黄芩 10g，黄连 9g，白头翁 10g，黄柏 10g，木香 10g，秦皮 10g，马齿苋 10g，焦槟榔 10g，炙甘草 10g。

7 剂，水煎服，日 1 剂。

二诊：服完 7 剂，诸症减轻。效不更方，继续服药 1 个月。患者每日排便 2～3 次，大便成形，偶有黏腻及排便不畅感。改用参苓白术散，祛湿健脾巩固疗效。

6 个月后复查肠镜，仅乙状结肠和直肠黏膜散在陈旧性出血点，无溃疡和假性息肉，余所见结肠黏膜未见异常。

按：该患者的各种表现均指向湿热证。大肠湿热，则见大便黏液，热入血分所以有血便，同时湿热阻滞气机，气滞则湿邪更难外出，出现腹痛症状，湿热缠绵日久，脾、胃、肠气机升降失常，甚至出现口干等津伤之象。舌质红，苔白腻厚，脉弦滑，这些脉证皆为湿热壅滞，气机不畅之象。溃疡性结肠炎急性期在结肠镜下可见结肠黏膜呈弥漫性充血、水肿，黏膜质地变脆，伴有渗出或密集的小出血点，继而有黏膜溃疡形成，并覆盖有脓性分泌物；慢性期除具有急性期的特征以外，还可见假息肉形成，呈铅管样肠腔狭窄，结肠袋消失。本例患者前后结肠镜结果显示治疗效果理想。治法即清热燥湿、调节气机，采用葛根芩连汤合白头翁汤加减。葛根芩连汤为《伤寒论》中表里双解的方剂，在本例中则以黄芩、黄连清里热、涩肠止泻，葛根生津。白头翁汤方用苦寒而入血分的白头翁为君，清热解毒、凉血止痢；黄连苦寒，泻火解毒、燥湿厚肠，为治痢要药；黄柏清下焦湿热；秦皮苦涩而寒，清热解毒而兼以收涩止痢。加入木香、槟榔行气导滞，"调气则后重自除"；马齿苋清血分热。炙甘草调和诸药。共奏清热凉血、除湿理气之功。

（十一）泄泻案

病案1

张某，男性，28岁，行政人员。2017年1月10日初诊。

患者主诉反复发作腹痛腹泻5年。患者平素工作压力大，饮食不规律。近5年来易因饮食生冷或刺激导致腹痛、腹泻，泻后痛止，大便黏腻不成形，有食物酸腐臭味。现症见腹痛、腹泻，大便日行2～3次，不成形，泻后痛缓。平素腹部怕凉，纳可，小便调。舌质淡，舌中后部剥脱苔，脉濡缓。

中医诊断：泄泻。证属脾胃虚寒。

治法：温中补虚。

处方：小建中汤加减。桂枝12g，芍药20g，干姜10g，大枣10g，炙甘草6g，饴糖（烊化）15g。

7剂，水煎服，日1剂。

二诊：7剂后无脘腹冷痛，大便时有成形、每日一行。嘱上方续服7剂。

1个月后随诊，大便成形、每日一行，未再发生腹痛、腹泻。嘱其避风寒，注意饮食，规律作息，适当运动。

按： 本患者无器质性疾病，考虑诊断为肠易激综合征。小建中汤是《伤寒论》中的方剂，由桂枝汤倍芍药加饴糖组成。饴糖质润甘温，强温中缓急之力为君药；又有桂枝辛温祛寒邪，白芍酸甘养营阴，二者合而为臣；生姜、大枣为佐，温胃散寒，补脾益气；甘草为使，调和诸药，益气和中。全方六药合用，使中气强健，成"建中"之效。《景岳全书》谓此方可治："寒气犯胃，或食生冷而呕恶吐泻，腹无胀满而但有疼痛者……误饮冷水凉菜，寒湿留中，小水不利而腹痛者。"显见，上述病症描述与肠易激症状有诸多相似之处，既多有腹痛、腹泻等不适，同时也提到寒气及饮食这些影响疾病变化的因素，这为本例适用本方提供了有力佐证。《伤寒论条辨》曰："小建中者，桂枝汤倍芍药而加胶饴也。桂枝汤扶阳而固卫，卫固则荣和。倍芍药者，酸以收阴，阴收则阳归附也。加胶饴者，甘以润土，土润则万物生也。建，定法也，定法唯中，不偏不党，王道荡荡，其斯之谓乎。"《绛雪园古方选注》曰："建中者，建中气也。名之曰小者，酸甘缓中，仅能建中焦营气也。前桂枝汤是芍药佐桂枝，今建中汤是桂枝佐芍药，义偏重于酸甘，专和血脉之阴。芍药、甘草有戊己相须之妙，胶饴为稼穑之甘，桂枝为阳木，有甲己化土之义。使以姜、枣助脾与胃行津液者，血脉中之柔阳，皆出于胃也。"这两条注解则可以认为是阐明了小建中汤与桂枝汤的内在联系，并揭示小建中汤取效的关键，小建中汤乃是通过调和营卫达到温中补虚之效。脾胃得以调补，则营卫更得以滋养，二者相辅相成，此为立方之根本。现代生活节奏快，部分职业存在压力大、作息不规律等特点，使肠易激综合征高发，临证多见脾胃虚寒，此时可用小建中汤加减，方中饴糖可换为麦芽糖，取效可靠。

病案 2

常某，女性，38 岁。2017 年 2 月 3 日初诊。

患者近半年间断腹泻，时伴黏液，无脓血，伴脐周隐隐作痛，肠镜检查确诊为慢性结肠炎。刻下：伴脘腹胀闷，肠鸣矢气，纳呆，神疲乏力，夜寐欠安，无里急后重及脓血便。舌苔黄腻，脉弦细。

中医诊断：泄泻。证属脾虚气滞，肠蕴湿热。

治法：理气健脾，清热解毒。

处方：柴胡 15g，延胡索 10g，香附 10g，郁金 15g，炒白芍 10g，乌药 10g，厚朴 6g，党参 15g，炒白术 10g，黄连 6g，黄柏 10g，秦皮 10g，

生甘草 5g。

7 剂，水煎服，日 1 剂。

二诊：服药后大便时溏时结减轻，纳可，余症同前。守前法，续服 14 剂。

三诊：大便成形，每日 1 次，无黏液。精神好，纳可，肠鸣矢气消失。舌薄，脉弦细。继服 7 剂巩固疗效。

按：患者主诉"间断腹泻半年余"，结合相关检查，明确慢性结肠炎诊断。《景岳全书》中有对泄泻的论述："泄泻之本，无不由于脾胃。"本例患者因脾胃虚弱，水谷运化失常，而出现大便泄泻、纳呆、神疲乏力；脾土不足，肝木乘虚作乱，而表现为脘腹胀闷；脾虚，水湿停留，蕴而化热，湿热滞留大肠，而表现为大便伴黏液、舌苔黄腻等。本病以柴胡疏肝散合白头翁汤加减。柴胡疏肝散出自《景岳全书》，为疏肝理气之要方，疏肝之中兼以养肝，理气之中兼以调血和胃。白头翁汤出自《伤寒论》，是清热解毒、凉血止痢之代表方。杜老认为此类病变应肝脾同治，诸症才能得以缓解。故以党参、炒白术扶正健脾，以黄连、黄柏、秦皮清除肠道湿热，消解炎症，以郁金、香附、柴胡、炒白芍、乌药、厚朴疏肝理气止痛。诸药各司其职，共奏奇功。

病案 3

胡某，男性，63 岁。2017 年 10 月 12 日初诊。

患者因晨起腹泻 1 个月就诊。刻下症：每至天亮，脘腹嘈杂，脐腹作痛，肠鸣即泻，泻下则缓。纳谷不馨，小腹冷痛，形寒肢冷，腰膝酸软。舌淡，苔薄白有齿痕，脉沉细。

中医诊断：泄泻。证属脾肾两虚。

治法：补肾健脾，涩肠止泻。

处方：止泻方加减。炒白术 15g，山药 15g，茯苓 15g，炒薏苡仁

15g，木香6g，补骨脂10g，肉豆蔻10g，五味子5g，吴茱萸3g，莲子肉10g，诃子10g，菟丝子12g，益智仁12g，干姜6g，乌梅5g。

10剂，水煎服，日1剂。

二诊：患者腹泻次数减少，大便逐渐成形，胃纳缓解。守前法，继服10剂。

三诊：患者大便成形，纳可，舌淡红，苔薄白，未见齿痕，故停服。

按： 泄泻病因是多方面的，主要有感受外邪、饮食所伤、情志失调、脾胃虚弱、命门火衰等。这些病因导致脾虚湿盛，脾失健运，大小肠传化失常，升降失调，清浊不分，而成泄泻。《素问·宣明五气》谓："五气所病……大肠小肠为泄。"说明泄泻的病变脏腑与脾胃、大小肠有关。长期饮食不节，饥饱失调，或劳倦内伤，或久病体虚，或素体脾胃肠虚弱，使胃肠功能减退，不能受纳水谷，也不能运化精微，反聚水成湿，积谷为滞，致脾胃升降失司，清浊不分，混杂而下，遂成泄泻。如《景岳全书·泄泻》曰："泄泻之本，无不由于脾胃。"方取白术、茯苓健脾益气，木香、山药、莲子肉、薏苡仁理气健脾化湿。加之患者年老体弱，肾气不足；或久病之后，肾阳受损，运化失职，水谷不化，升降失调，清浊不分，而成泄泻。且肾为胃之关，主司二便，若肾气不足，关门不利，则可发生大便滑泄、洞泄。如《景岳全书·泄泻》曰："盖肾为胃关，开窍于二阴，所以二便之开闭，皆肾脏之所主，今肾中阳气不足，则命门火衰，而阴寒独盛，故于子丑五更之后，当阳气未复，阴气盛极之时，即令人洞泄不止也。"方中补骨脂温阳补肾，吴茱萸温中散寒，肉豆蔻、五味子收涩止泻。加以白术补气健脾，干姜温补脾肾。本病辨证要点以辨寒热虚实、泻下物、和缓急为主。治疗应以运脾祛湿为原则。急性泄泻重用祛湿，辅以健脾，再依寒湿、湿热的不同，分别采用温化寒湿与清化湿热之法。慢性泄泻以脾虚为主，当予运脾补虚，辅以祛湿，并根据不同证候，分别施以益气健脾升提、温肾健脾、抑肝扶脾之法，久泻不止者，尚宜固涩。同时还应注意急性泄泻不可骤用补涩，以免闭留邪气；慢性泄泻不可分利太过，以防耗其津气；清热不可过用苦寒，以免损伤脾阳；补虚不可纯用甘温，以免助湿。

病案 4

于某，女性，34 岁。2016 年 9 月 2 日初诊。

患者主诉腹痛、腹泻 1 年。患者平素大便时常泄泻，食冷或油腻之物后尤甚，近 1 年每日清晨即腹痛急迫，便急作泻，泻后则安。自行口服蒙脱石、枫蓼肠胃康颗粒等药物，时好时坏，遂前来就诊。刻下：每日清晨 4 ～ 5 时腹痛作泻，日行 4 ～ 5 次，胃脘隐痛，消谷善饥，体倦乏力，声低气怯。平素月经先期，量可，色黑，痛经。舌淡红，苔白，脉沉弦细。肠镜检查未见明显异常。

中医诊断：泄泻。证属脾肾阳虚。

治法：温肾暖脾，涩肠止泻。

处方：肉豆蔻 10g，五味子 10g，吴茱萸 10g，补骨脂 10g，肉桂 10g，乌药 10g，当归 10g，川芎 10g，降香 15g，党参 20g。

7 剂，水煎服，日 1 剂。

二诊：患者泄泻稍减，每日 2 ～ 4 次。但小便短赤不适，腰腹冷痛。舌边尖有瘀斑。故上方减降香，加三棱 10g，继服 7 剂。

三诊：大便已成形，日 1 ～ 2 次，余未诉不适。继服 7 剂巩固疗效。

按：五更泻，又叫鸡鸣泻、晨泻、肾泻。即黎明之时腹中急痛，以"便急欲下不可禁，便后而安"为主要特征。大便常规化验并无异常，冷天加重。病因是肾阳不足、命门火衰、阴寒内盛。命门之火能温煦脾阳，腐熟水谷，有助于饮食的消化吸收，肾阳衰微后，命门之火就不足，以致脾失温煦，运化失常而发生腹泻。五更之时正是阴气独盛，一阳之气欲升而不得，反随阴寒下迫而致腹痛下泻。该患者病史1年，乃脾肾阳虚不得温化，寒凝于下，气血瘀滞，故可见痛经，经色黑；中阳不振，则见胃脘痛、食冷作泻。唯消谷善饥多见于胃热之证。结合舌脉，则当属胃气血凝瘀阻之假象。故本案以四神丸为主，治以温肾散寒，固肠止泻。四神丸中补骨脂是君药，善补命门之火，以温养脾阳，辅以肉豆蔻暖脾涩肠，佐以吴茱萸温中散寒，五味子敛酸固涩。诸药合用，成为温肾暖脾、固肠止涩之剂，用于五更泻每获良效。加党参益气健脾，降香温胃散瘀止痛，乌药、川芎、当归化瘀调经，以逐寒凝。

（十二）胆石症案

病案1

彭某，女性，47岁，事业单位工作。2011年3月21日初诊。

患者既往有胆囊炎、胆囊结石8年。此次因1周前吃烤串、喝啤酒后，出现阵发性上腹部疼痛，痛引肩背，疼痛较著，且伴有恶心呕吐、口苦、口干、口中黏腻、大便秘结、小便黄赤、纳食不佳、厌油。腹部彩超提示胆囊多发结石，胆囊增大，胆壁增厚。肝功能示：总胆红素、直接胆红素、碱性磷酸酶稍增高，转氨酶正常。查体：巩膜轻度黄染，墨菲征阳性。舌质红，苔黄腻，脉弦滑。

中医诊断：胆石症、胆瘅。证属食滞湿热。

治法：化痰湿消积，疏肝利胆通降。

处方：保和丸加味。焦山楂15g，焦神曲10g，法半夏9g，茯苓15g，陈皮10g，连翘15g，炒莱菔子10g，炒麦芽10g，郁金10g，炒栀子10g，大黄10g，延胡索15g，白芍20g，王不留行15g，金钱草12g，茵陈12g。

7剂，水煎服，日1剂。

二诊：7剂服完后患者腹痛减轻明显，口苦、口干减轻，大便软，小便黄，无恶心呕吐，胃纳增加，大便通畅，诸症好转。舌质红，苔薄黄腻，脉弦滑。上方去延胡索、白芍、王不留行，加鸡内金20g。7剂，水煎服，日1剂。

三诊：复查血常规、肝功能基本正常。无明显腹痛、腹胀，口苦减轻，小便淡黄，大便正常，清淡饮食，食欲可，无恶心、厌油。

按：胆囊结石主要是由于胆汁郁积、胆道感染或胆固醇代谢失调引起。胆石症属中医"胁痛""黄疸"等范畴。胆为人体中精之腑，附属于肝，主疏泄，人体胆腑功能以疏泄通降为顺。胆石发病缘于肝气郁结、情志不畅、寒温不调、外邪内侵、饮食不节，以致肝胆气滞、湿热壅阻、通降失常、疏泄失调而引起胆气郁结久熬成石。此患者中医辨证属食滞湿热型，服用保和丸加味后疗效显著。保和丸出自《丹溪心法》，由山楂六两，神曲二两，半夏、茯苓各三两，陈皮、连翘、莱菔子各一两组成，上7味共为细末，煮糊为丸，梧桐子大。多用于治疗食积停滞所导致的胸脘痞满、腹胀时痛、嗳腐吞酸、大便不调等消化系统疾病。山楂、神曲色赤红，入血分，兼消兼化，兼通六腑，消食化瘀，行心血，利胆腑，有洁净之作用，故可用于心、胆、脑之疾病。半夏、茯苓降逆止呕，味辛主开，配陈皮苦降理气，运中焦之气，配莱菔子兼能化痰消食。连翘散结，故可用于胃不和之呃逆、哮喘痰证。保和丸，顾名思义，保胃之和。和则生气，诸病有胃气则生，无胃气则死，保得一分胃气，便有一分生机。

病案2

张某，女性，48岁。2017年3月15日初诊。

患者自诉有胆囊结石史6年。近2年来反复出现中上腹及右侧腹部胀痛，恶心呕吐，大便秘结不通或溏滞不爽，在某医院诊断为胆囊结石（2.0cm），曾住院治疗。后每因饮食不节复发。现主要表现为中上腹胀满不适、堵塞不通，餐后明显，嗳气，纳差，小便可，大便黏腻不爽。舌质红、有瘀斑，苔黄腻，脉弦滑。腹软，无压痛、反跳痛及肌紧张，墨菲征阳性，麦氏点无压痛。肠鸣音2次/分。肝、胆、胰、脾、肾彩超提示胆囊壁增厚，胆囊结石。

中医诊断：胁痛。证属湿热内蕴。

西医诊断：胆囊结石，胆囊炎。

治法：清热化湿，理气散结。

处方：黄柏10g，姜半夏10g，瓜蒌15g，香附10g，川芎10g，紫苏梗、紫苏子各10g，陈皮10g，泽泻15g，生薏苡仁20g，虎杖10g，蒲公英20g，郁金20g，鸡内金20g。

7剂，水煎服，日1剂。

嘱其调控饮食。

二诊：药后腹痛减轻明显，已无恶心、呕吐，偶有嗳气，食欲好转。舌质红有瘀斑，苔黄微腻，脉弦滑。上方去姜半夏，加法半夏9g、丹参30g、赤芍15g。7剂，水煎服，日1剂。

三诊：药后腹痛未作，食欲基本正常，余症消失。舌质红，瘀斑消失，苔薄黄微腻，脉弦。续服14剂巩固疗效。

按：慢性胆囊炎的病因多为嗜食肥厚，病性为虚实夹杂，邪实在于痰热（湿热）、气滞、血瘀互结，正虚在于肝脾失调、脾气不足。慢性胆囊炎的主要病机特点为痰（热）瘀虚互结于胆。病理演变过程为嗜食肥甘，湿热之邪困脾伤胃，运化失司，湿热内生，阻碍中焦气机，土壅木郁，或因忧思恼怒，肝气郁结，致砂石阻滞胆道，肝胆失疏，肝脾失调，气机郁滞，血脉不行。气滞血瘀，脾失健运，酿生湿热，煎熬成痰，痰瘀交阻，搏结于胆，不通则痛；湿热蕴结，气机不通，或饮食不慎，食滞中焦脾胃，又可导致脘腹疼痛暴发。本病病机之本为脾胃虚弱、肝脾不调，其标为湿热、食积、气滞、血瘀、痰浊。急性发作期治疗以大柴胡汤合小陷胸汤加减，以通腑泄热、祛痰热邪实。结合本案可见本病病机为湿热内蕴，砂石结于胆道，以邪实（湿热、气滞、血瘀）为主，病位在脾胃、肝胆，治疗以小陷胸汤清热化痰，香苏饮开解胃气之壅滞，香附配川芎理气活血（源于柴胡疏肝散），泽泻淡渗利湿，生薏苡仁、虎杖清热燥湿。

（十三）嘈杂案

病案

朱某，男性，46岁，司机。2014年12月2日初诊。

患者诉反复胃脘部嘈杂隐痛6年余，加重2个月。曾于外院做3次胃镜及病理活检，诊断为反流性食管炎（LA-A级）、慢性中－重度萎缩性胃炎（胃窦）、Hp（－）。先后在多家医院进行中、西医治疗，停药后症状反复，萎缩程度无明显改善。自述现胃脘嘈杂、隐痛，时有反酸、嗳气，得食而腹胀痞满，纳呆。舌质淡，苔黄厚腻，脉细。

中医诊断：嘈杂。证属脾虚湿热。

治法：清热化湿，和中降逆。

处方：黄连6g，吴茱萸1g，煅瓦楞子30g，海螵蛸15g，旋覆花（包煎）10g，代赭石（先煎）30g，法半夏9g，紫苏叶、紫苏梗各10g，延胡索10g，失笑散15g，神曲10g，鸡内金10g，砂仁5g，蔻仁3g。

7剂，水煎服，日1剂。

二诊：服用7剂后，自觉胃中嘈杂感减半，其他症状亦有好转，舌苔较前变薄。效不更方，续服14剂。

三诊：患者自觉嘈杂、隐痛较前明显好转，胃纳尚可。舌淡红，苔薄白，脉细。应用健脾和中之法，予参苓白术散加减。

调理3个月后，患者无不适主诉。复查胃镜及病理示：慢性轻度萎缩性胃炎。

按：嘈杂为胃中空虚，似饥非饥，似辣非辣，似痛非痛，莫可名状，时作时止的病症，可单独出现，又常与胃痛、吐酸并见。临证时对嘈杂的认定主要依靠患者的自觉症状，多为胸骨后至上腹部的不适感觉，非胀非痛，可饥饿时明显，亦可于进食后加重，常与泛酸、嗳气、恶心、呃逆、胃脘胀痛等症状并见。"嘈杂"首见于《丹溪心法》："嘈杂是痰因火动，治痰为先。"明代张景岳较为详细地描述了嘈杂的临床表现："其为病也，则腹中空空，若无一物，似饥非饥，似辣非辣，似痛非痛，而胸膈懊恼，莫可名状。或得食而暂止，或食已而复嘈，或兼恶心，或渐见胃脘作痛。"清代《医学正传》云："夫嘈杂之症也，似饥非饥，似痛非痛，而有懊恼不自宁之状者是也。"清代叶天士《临证指南医案》云："嘈有虚实真伪，其病总在于胃。"明确提出嘈杂的病位在胃。嘈杂的病位在胃，但每与肝脾两脏关系密切。《临证指南医案》云："心嘈者，误也，心但有烦而无嘈。胃但有嘈而无烦。"脾胃位居中焦。胃气宜通、宜降、宜和，通则胃气降，降则气机和，和则纳运正常，纳运和，则嘈杂自除，故治疗嘈杂应抓住通、降、和三法，并注意活血药物的合理应用。在治疗嘈杂的过程中，应时时注意顾护胃气。《类证治裁》曰："嘈杂日久，渐吞酸停饮，胸前隐痛。"《医学心悟》曰："若治失其宜，可变为噎膈。"皆言嘈杂失治、误治的后果。

本患者证属脾虚湿热。先予清热化湿、和中降逆，后予健脾和中，先去实、后补虚，否则有碍邪之弊。方中黄连、吴茱萸取《丹溪心法》中左金丸之意，辛开苦降、和胃降逆，使肝胃调和，则嘈杂、反酸症状缓解。煅瓦楞子、海螵蛸制酸止痛，与黄连、吴茱萸合用能抑制胃酸分泌过多，减少胃酸对胃黏膜的刺激。旋覆花、代赭石降逆除噫，制半夏祛痰散结、降逆和胃，三者共起降逆和胃之效，使嗳气自平。久病者会因病致郁，气机运行不畅，故配伍紫苏叶、紫苏梗行气宽中、理气解郁。神曲、鸡内金消食和胃。"久病常血伤入络"，方中用失笑散活血化瘀止痛，延胡索活血行气止痛，共奏活血止痛之功。本病辨为脾虚，本应补脾，但因患者舌苔黄腻，有湿邪阻滞，当先治实后补虚，否则有碍邪之弊。故予砂仁、蔻仁行气燥湿。待纳差、腹胀、苔腻等症状缓解后方可进补，治当益气健脾，以参苓白术散加减，药用党参、炒白术、云茯苓、山药、炙黄芪、薏苡仁等。

（十四）肝积案

病案

马某，女性，62岁。2017年4月13日初诊。

患者有慢性乙型病毒性肝炎病史30年，现食欲不振，乏力口干，手掌赤痕，大便干结，无蜘蛛痣，无恶心呕吐。舌质暗红，苔根黄厚腻，脉沉细弦。查体：腹平软，无压痛、反跳痛及肌紧张，肝脏肋下2指，触诊肝脏边缘锐利、质硬、边缘完整，肝区叩击痛阳性，肝颈静脉回流征阴性，墨菲征阳性，麦氏点无压痛。肠鸣音2次/分。乙肝五项：HBeAg阴性。肝、胆、胰、脾、肾彩超提示肝硬化、脾大。肝功能：ALT 59U/L，AST 64U/L。HBV-DNA 1.0×10^5copy/ml。

中医诊断：肝积。证属肝肾不足，湿热内蕴。

西医诊断：肝硬化（代偿期）。

治法：滋养肝肾，活血软坚，健脾渗湿。

处方：醋柴胡10g，全当归10g，赤芍、白芍各10g，生白术30g，猪苓、茯苓各15g，生地黄12g，砂仁3g，山茱萸10g，益母草12g，山药10g，泽泻30g，生薏苡仁30g，牡丹皮10g，丹参10g，蒲公英20g，焦三仙各10g。

14剂，水煎服，日1剂。

二诊：患者食欲好转，乏力改善，二便调。舌质暗红，苔薄黄，脉沉细弦。上方制为颗粒剂继服1个月，嘱定期复查。

按：王叔和根据《难经》中"肝之积，名曰肥气，在左胁下如覆杯，有头足，久不愈，令人发咳逆痃疟"的论述，又补充了脉弦而细，两胁下痛，痛引少腹，邪走心下，足肿发冷，疝气，瘕聚，小便淋漓，皮肤、爪甲枯萎和转筋等症。肝体阴而用阳，藏血而主疏泄，肝肾同源。肝积的发生发展过程应注重肝、脾、肾三者的关系。脾为后天之本，通过补虚泻实以理脾，恢复脾胃的运化功能是扶正的关键因素，脾运则肝肾有所藏，肝肾之体阴得养，是维持肝肾正常功能的基础。对于肝肾而言，两脏均具收藏与疏泄之功，而非既往理解的肾脏唯有藏精之能，收藏与疏泄协调，才能保持正常的肝肾功能。基于以上病机的认识，通过健脾燥湿、淡渗利湿等理脾之法恢复脾之运化，通过滋水清肝饮调肝养阴、三补三泻，恢复肝肾正常的疏泄功能，实为脏腑辨证精髓。本案患者为慢性乙型病毒性肝炎后肝硬化，主要表现为食欲不振、乏力、纳差，属于中医"肝积"的范畴，证属虚实夹杂，实在痰瘀互结、湿热内蕴，虚在肝肾阴虚。以滋水清肝饮调肝益肾，其中山药、砂仁健脾燥湿，猪苓、茯苓、泽泻、生薏苡仁淡渗利湿，生白术健脾通便，益母草、丹参活血软坚，蒲公英清热疏肝。全方谨守病机，肝、脾、肾同调而收效。

（十五）胁痛案

病案

常某，男性，42岁。2017年6月15日初诊。

患者发现脂肪肝3年。平素长年饮酒（每日半斤左右），纳食无禁忌，现症见两胁胀满疼痛，口苦，无口干，夜寐不实，腰酸痛，阳事不举，夜视模糊，小便调，大便成形、每日2～3次，体胖面红（身高180cm，体重95kg）。舌暗红、苔白，舌下有瘀点，脉沉。查体：腹部膨隆，腹软，无压痛、反跳痛及肌紧张，肝脏肋下未触及，肝区叩击痛阴性，肝颈静脉回流征阴性，墨菲征阴性，麦氏点无压痛。肠鸣音3次／分。肝、胆、胰、脾、肾彩超提示重度脂肪肝。甘油三酯6.3mmol/L。肝功能、血糖正常。既往有脂肪肝、高血脂、痛风、2型糖尿病病史。

中医诊断：胁痛。证属湿毒内郁，痰热瘀阻。

西医诊断：脂肪肝、高血脂、痛风、2型糖尿病。

治法：行气和血，化痰行瘀。

处方：醋柴胡10g，炒枳壳10g，白芍10g，焦三仙各10g，制香附10g，川芎10g，青皮、陈皮各6g，莪术5g，泽泻15g，草决明15g，益母草12g，生薏苡仁20g，茯苓15g，鹿衔草15g。

14剂，水煎服，日1剂。

二诊：药后患者体重下降3kg，自觉身体轻快，舌质红、边有齿痕，舌质暗改善，脉弦细滑。有气虚之象。上方生薏苡仁加至30g，并加猪苓15g、生白术30g。14剂，水煎服，日1剂。

三诊：患者无胁痛、腹胀，体重减少5kg，身体轻快，无疲乏感。续服14剂，巩固疗效。

按：胁为肝胆之区，故胁痛多从肝治。推其致痛之因，亦各不同。有因忿怒气郁，有因肝胆火盛，有因痰饮流注，有因瘀血停留，有因闪挫跌扑，有因食压肝气，治亦有异。阴虚火旺，而胁肋作痛者，宜从虚劳门治之。仲淳云：胸胁痛属肝血虚，肝气实而上逆所致。治宜养血和肝（药用生地黄、归、芍、甘草、续断），除热下气（药用紫苏子、郁金、降香）。古云：肝无补法。本案患者身高体胖，颜面红赤，舌质暗红，舌下脉络瘀阻，为痰热瘀阻，乃由湿毒损伤所致，病理表现以气滞血瘀为主，故予行气和血为主，使气运血行，痰瘀蕴热自散，治以柴胡疏肝散为基础方。痰瘀明显，有脂肪肝、高血脂、痛风及糖尿病等病史，邪气明显，加入化痰散结行瘀之药，使痰瘀速消，并有保肝作用，通常多用莪术、益母草、草决明等。胖人多湿，脾胃必差，故泽泻、茯苓、猪苓、薏苡仁、焦三仙等，势在必用。患者有腰痛、阳事不举之症，需要加用补肾药，使肾气动而不馁。

（十六）腹胀案

病案 1

夏某，女性，45 岁。2017 年 4 月 18 日初诊。

患者上腹部胀满不适 3 年余，夏秋季节加重。饥饿、饱餐后均不舒服，晚上胀满加重，以致晚餐不能进食，伴有倦怠乏力，胃部隐隐作痛，面色萎黄。舌质淡，苔白，脉沉缓。胃镜检查提示慢性萎缩性胃炎。B 超提示：肝胆未见异常。

中医诊断：腹胀。证属脾胃虚寒，气滞不运。

西医诊断：慢性胃炎，消化不良。

治法：温运脾胃，宽中除满。

处方：厚朴 15g，法半夏 12g，山药 15g，炙甘草 6g，生姜 6g，党参 12g，白术 10g，香附 12g，砂仁 5g。

7 剂，日 1 剂，水煎服。

二诊：上方服用 7 剂后，腹胀满明显减轻。继服 7 剂。

三诊：药后症状消失。嘱再服香砂六君子丸半个月巩固疗效。1 个月后复查胃镜提示：胃黏膜大部分为橘红色，无充血。

按： 此案腹胀已 3 年余，西医诊断为慢性萎缩性胃炎，病程虽久，但腹胀不减，定为气滞所为，而气滞之因当辨虚实。从其倦怠乏力、面色萎黄、舌淡、脉沉缓等症分析，辨为脾虚气弱，寒湿中阻，脾虚湿滞之证，正符合厚朴生姜半夏甘草人参汤之主证，故用之迅速取效。该证毕竟日程较久，脾虚深固，故以香砂六君子丸善后，病获治愈。方中厚朴性温，善于下气行散，除胃中滞气而燥脾，泄满消胀最宜为君；臣以辛温之生姜、半夏，前者宣散通阳，行胃中滞气，后者开结豁痰，除胃中逆气，二者与厚朴为伍，辛开苦降；甘草为佐，补气益脾。此方之用，贵在药味用量上的比例。临床实践证明，本方对脾虚气滞之腹胀满，确系消补兼施之良剂。若能巧施化裁，使"病皆与方相应者，乃服之"，必有良效。

历代医家早有论述：遇脾虚作胀者，辄借用之。而脾虚夹积，泄泻不节，投之犹有特效。还特别指出：古今治腹胀满者，从未论及此方，每用之以奏奇迹。其实，不少治疗脾胃不和、中焦气机升降失调的效方，亦多从此方化裁而来。现今用以治疗急性或慢性胃炎、肠扭转、胃肠道外科手术后、慢性消化不良、胃肠功能失调等病症，而见脾虚气滞作胀者，只要用之得当，加减得宜，都能收到满意的效果。

病案 2

杜某，男性，51 岁。2017 年 3 月 18 日初诊。

患者因上腹胀满 1 月余就诊。刻下：腹胀，食后为甚，偶有打嗝，无反酸、胃灼热，无胁肋部窜痛，纳可，剑突下轻压痛。舌淡红，苔白厚腻，脉滑。

中医诊断：腹胀。证属脾虚湿盛。

治法：健脾化湿。

处方：香砂六君子汤加减。木香 6g，砂仁 5g，陈皮 10g，党参 15g，炒白术 12g，茯苓 15g，佛手 10g，焦麦芽 12g，焦神曲 12g，炒薏苡仁 15g，通草 3g，香橼 10g，炒苍术 10g，佩兰 10g。

7 剂，水煎服，日 1 剂。同时予促进胃动力药物配合治疗。

二诊：患者腹部胀满明显好转，继服前方 10 剂。

三诊：患者症状完全消失，续方 7 剂以巩固疗效。

按：腹胀是指脘腹部发生胀满不舒的一种症状。其病因多由脾胃素虚、饮食不节、运化失健，或肝气郁结、肠胃积热、痰阻气滞。如本方在香砂六君子汤补气的基础上合用行气化痰之品，具有益气化痰、行气温中之功。方中以党参补脾益气为主药；辅以白术健脾燥湿，扶助运化；配以茯苓甘淡渗湿，健脾和胃；陈皮、木香行气止痛；砂仁健脾化湿，温中止呕。诸药合用，补而不滞，温而不燥，消除痰湿停留，促进脾胃运化，是治疗脾胃病，尤其是脾胃气虚证的要方。杜老言，治疗此症，应根据不同原因的腹胀，进行辨证治疗。胀满和痞硬不一样，痞硬在触诊时有板硬、紧张的感觉，只局限在胃脘部；而胀满则是撑胀不堪，轻者也可能只局限在胃部，而重者则能全腹膨胀，腹皮绷急。所以临床中，触诊很重要，并询问患者："肚子胀不胀？""后背拍着疼不疼？"肠胃本身不健康所出现的胀满，都是肠胃充气。肠胃之所以充气，则是胃内或肠腔内的食物没有完全消化好，而且向消化道下端的传送力减弱，甚至停止，使胃肠内积存过量的食物、气体或液体而膨胀。临床常见食滞腹胀者多见胸脘痞满、腹部饱胀、厌食呕恶、嗳腐吞酸，舌苔白厚腻，脉滑，此多由饮食过度，食积内停，气机不畅所致，治宜消食导滞。便秘腹胀：症见大便干结，欲便不畅，腹部胀满，此多由肠胃积热，津液不能濡润，以致腹胀。治宜润肠通便。服药期间忌食生冷、辛辣，注意精神调摄。

二、其他系统病证

（一）皮下脂肪萎缩案

病案

姜某，女性，54岁，农民。2013年10月9日初诊。

患者主诉腹部皮下脂肪萎缩1年，患2型糖尿病10年，6年前开始皮下注射胰岛素诺和灵 30R 降糖治疗。1 年前发现腹部脐周皮下脂肪开始萎缩，且逐渐加重，某市三甲医院对脐周皮肤凹陷部位取病理活检，结果为鳞状上皮萎缩变薄，鳞状上皮角化过度及角化不全，真皮内胶原纤维增生，真皮内血管周灶性淋巴细胞浸润，皮下脂肪组织内也见散在淋巴细胞浸润。患者随后经常更换注射部位，但萎缩处仍未恢复，多家医院诊治效果不佳，故寻求中医治疗。患者纳食不香，量不多，时有腹胀、嗳气、呃逆，气短，查体可见腹部脐周凹陷，皮下脂肪萎缩，范围约7cm×7cm。舌淡红，苔薄白，脉细无力。

中医诊断：皮下脂肪萎缩症。证属脾虚气滞，肌肉失养。

治法：健脾益气，兼以理气活血通络。

处方：广木香6g，砂仁（后下）6g，陈皮10g，法半夏9g，炒白术15g，党参15g，炙黄芪20g，茯苓15g，香附10g，炒薏苡仁15g，佛手5g，柴胡10g，黄连5g，干姜6g，丹参20g。

7剂，水煎服，日1剂。

二诊：患者腹胀、嗳气、呃逆减轻，仍气短。处方：广木香5g，砂仁（后下）6g，陈皮10g，法半夏9g，生白术25g，党参20g，炙黄芪20g，茯苓15g，香附10g，紫苏梗10g，炒薏苡仁15g，柴胡10g，黄连5g，干姜6g，丹参20g。7剂，水煎服，日1剂。

三诊：患者脐周皮下脂肪萎缩范围减少，食量增加，无明显腹胀、嗳气，气短明显好转。舌淡红，苔薄白，脉细。上方去紫苏梗，砂仁减至5g。14剂，水煎服，日1剂。

1个月后皮下脂肪萎缩范围明显减少，萎缩范围约3cm×3cm。前方加减，巩固治疗3个月后皮下脂肪萎缩消失。

按：胰岛素注射部位的皮下脂肪萎缩是使用胰岛素的少见不良反应，多因使用低纯度的牛或猪胰岛素后引起过敏反应或脂肪溶解所致。临床上广泛使用生物合成人胰岛素和胰岛素类似物后，此现象已少见。目前西医无特殊治疗方法。杜老认为脾主肌肉，肌肉的营养靠脾运化水谷精微而得。《素问·痿论》："脾主身之肌肉。"即脾气健运，则肌肉丰盈而有活力；如脾有病，则肌肉萎缩不用。《素问·太阴阳明论》："今脾病……筋骨肌肉皆无气以生，故不用焉。""瘀血不去，新血不生。"另予理气活血通络之法，气滞则行血无力，血不活则瘀不去，瘀不去则经络不通，经络不通则肌肉失之营养。故杜老根据上述中医理论结合患者实际辨证论治，予以健脾益气、理气活血通络，方中砂仁、陈皮、法半夏、炒白术、党参、炙黄芪、茯苓、炒薏苡仁、干姜健脾胃、益中气；广木香、香附、佛手、柴胡理气行气；丹参活血通络；佐以少量黄连清热。诸药合用，临床上取得显著疗效。

（二）龋齿案

病案

刘某，男性，27 岁。2017 年 11 月 15 日初诊。

患者诉夜间睡觉时出现磨牙 2 年，磨牙声音响亮，几乎每夜均作，且逐渐加重，入睡即磨牙声响，其妻难以入睡。平素饮食不规律，饥饱无常，兼有腹满、嗳气、恶心、反酸，夜寐不安，矢气便溏，大便臭，每日 2～3 次。舌质红，苔黄，脉弦滑。

中医诊断：龋齿。证属脾胃不和，阳明郁热。

治法：健脾消食，清热和胃。

处方：泻心汤合保和丸加减。黄连 10g，黄芩 10g，陈皮 10g，法半夏 9g，党参 15g，生姜 6g，炙甘草 10g，茯苓 15g，白术 15g，焦神曲 15g，焦麦芽 15g，鸡内金 15g，炒莱菔子 15g，生薏苡仁 15g，木香 8g，珍珠母 30g，连翘 15g。

7 剂，水煎服，日 1 剂。

二诊：自述服药 4 剂后症状减轻明显，基本不影响其妻入睡，白天偶有腹胀、嗳气，大便基本成形，舌质淡红，苔薄黄，脉弦滑。效不更方，续服 7 剂。

药后半年随访，患者无明显腹胀、嗳气、反酸，无便溏、便臭。其妻述未闻及患者磨牙，睡眠安。

按：磨牙症，中医又称龄齿、咬牙、磋牙、切牙，是患者在睡眠中或清醒状态下出现咬牙的节律性、刻板性运动，是常见的口面部运动疾病。现代医学认为磨牙的常见病因有肠道寄生虫、咬合障碍、精神抑郁或紧张、长期饮食不当造成的胃肠功能紊乱、尿酸浓度过高、儿童营养缺乏、内分泌紊乱、变态反应等。虽有前述诸多病因，但是具体病因仍不甚清楚，尚缺乏有效治疗手段。中医认为磨牙症常与阳明热盛、热扰心神、心胃郁热、肝脉拘紧、气血亏虚、虫积食滞有关。足阳明胃经入上齿，手阳明大肠经入下齿，夹口环唇，阳明有热，循经上炎，可以导致控制上下齿的经脉失和、拘挛而相互抵磨。如《金匮要略·痉湿暍病脉证治》："痉为病，胸满口噤，卧不着席，脚挛急，必龄齿，可与大承气汤。"在王孟英《温热经纬·余师愚疫病篇》中就论及："齿龈属阳明，不可全责之肝也。"此患者平素因饮食不规律，饥饱无常，损伤脾胃，入寐后，脾胃运化失常，久而阳明郁热，气机不畅，阳明经受火热熏灼而拘紧，从而导致夜间磨牙。故治疗上予健脾消食、清热和胃之法，用泻心汤合保和丸加减，方中黄连、黄芩、珍珠母、连翘有清胃、心、肝热之功，陈皮、法半夏、党参、生姜、炙甘草、茯苓、白术、焦神曲、焦麦芽、鸡内金、炒莱菔子、生薏苡仁、木香有健脾消食、和胃降逆之效。临证中只有正确认识病因病机，方可药到病除。

（三）口疮案

病案 1

李某，男性，50 岁，教师。2014 年 7 月 3 日初诊。

患者反复患口腔溃疡 3 年余，每年发作 4～5 次，时轻时重，此起彼伏。来诊时可见下唇内侧及舌边 0.1～0.3cm 溃疡 4 个，中间凹陷，覆盖白膜，四周隆起，发红，自觉口疮轻度疼痛，有灼热感，口燥咽干，时伴胸胁痞满，小便短赤。舌质红，苔黄，脉弦数。

中医诊断：口疮。证属脾胃湿热。

治法：清热利湿，健脾和胃。

处方：生甘草 12g，法半夏 9g，黄芩 10g，黄连 8g，太子参 15g，生姜 6g，大枣 10g，竹叶 15g，灯心草 10g。

7 剂，水煎服，日 1 剂。另加用康复新液漱口促进溃疡愈合。

二诊：诉症状减轻明显，口腔疼痛、痞满均减轻，仍咽干明显。处方：生甘草 12g，法半夏 9g，黄芩 10g，黄连 8g，太子参 10g，生姜 3g，大枣 10g，竹叶 15g，灯心草 10g，桔梗 10g。14 剂，水煎服，日 1 剂。

三诊：溃疡痊愈，前方续服 4 周，以调理脾胃、清热化湿，巩固疗效。随访 2 年未再复发口腔溃疡。

按：口腔溃疡属于中医"口疮""口糜"等范畴。口腔溃疡一年四季均可发病。现代医学认为本病属于自身免疫性疾病，常因内分泌失调、胃肠功能紊乱、变态反应、病毒感染、维生素缺乏、精神紧张、劳累及其他慢性疾病等，刺激细胞免疫和体液免疫反应，使淋巴细胞释放细胞毒素因子，引起棘细胞变性继发细菌或病毒感染，而产生口腔黏膜溃疡，表现为舌面、颊唇黏膜大小不等的创面溃疡。口疮虽生于口，但与内脏有密切关系。口为脾之窍，舌为心之窍，肾脉连咽系舌本，两颊与齿龈属胃与大肠，表明口疮的发病与脏腑关系密切。口疮的发生是由于饮食不节、酒食热毒、劳倦过度、七情刺激等导致心脾积热、脾胃湿热、胃火炽盛或阴虚火旺，上熏于口而发病，少数亦可由外感邪热或脾气虚弱、肾阳不足、过食寒凉而发病。正如《素问·气交变大论》曰："岁金不及，炎火上行……民病口疮，甚则心痛。"首次指出口疮的基本病因为火热。《圣济总录》曰："口疮者，由心脾有热气冲上焦，熏发口舌，而为口疮。"指出了口疮与心脾二脏的关系。口疮虽为小恙，但常反复发作，患者痛苦万分。本病多责之于脾胃积热、心火上炎、虚火上浮等。本病除口疮外，还兼有心下痞硬满，小便短赤，脉数，苔黄，且反复发作等。病机：中焦气机壅塞，运化失司，湿热浊邪内蕴，上熏于口，且日久反复、不愈，虚实夹杂。用药：甘草、太子参、大枣以益中气，生姜辛开以升清阳，半夏、黄芩、黄连苦降以降浊阴，竹叶、灯心草以清热利湿。用燮理升降、寒热并用的甘草泻心汤以除中焦之郁。口疮兼脾胃症状时，先调脾胃、理升降、调寒热，脾胃健，则口疮自愈。

病案 2

邓某，女性，18 岁。2016 年 1 月 12 日初诊。

患者口疮 2 天，来诊时上唇及下唇内侧均可见 0.1～0.3cm 溃疡 3 个，中间略凹陷，覆白膜，自觉疼痛，有灼热感，张口则痛甚，呕吐痰涎，纳呆，手足心热，便秘。舌尖红，苔白厚，脉滑略数。查咽腭部溃疡形成。

中医诊断：口疮。证属心脾热盛。

治法：清热泻火养阴。

处方：升麻 6g，生地黄 15g，生石膏 20g，川黄连 3g，淡竹叶 6g，生甘草 6g，大青叶 10g，连翘 10g，赤芍 10g，牡丹皮 10g，石斛 10g，北沙参 10g，藿香 10g，滑石 10g，酒大黄（包煎）3g。

7 剂，水煎服，日 1 剂。

二诊：口疮消失大半，食欲可，大便调。上方去酒大黄。7 剂，水煎服，日1剂。

三诊：口疮完全消失，续服前方3剂巩固疗效。

按：本病以导赤散合泻黄散加减，共服17剂后溃疡消失，口疮愈合。口疮疼痛为热毒壅盛，脾开窍于口，脾经热盛则子病及母，引动心火而成心脾热盛。"火郁当发之"，轻清升散、疏散郁火的同时清热泻火，即外疏内清，引火热邪气从小便而出。导赤散出自《小儿药证直诀》，但本方的应用范围是逐渐扩大的，《医宗金鉴·删补名医方论》卷四言："以心与小肠为表里也，然所见口糜舌疮、小便黄赤、茎中作痛、热淋不利等症，皆心移热于小肠之证。故不用黄连直泻其心，而用生地黄滋肾凉心，木通通利小肠，佐以甘草梢，取易泻最下之热，茎中之痛可除，心经之热可导也。此则水虚火不实者宜之，以利水而不伤阴，泻火而不伐胃也。若心经实热，须加黄连、竹叶，甚者更加大黄，亦釜底抽薪之法也。"方中升麻升散解毒，生地黄凉血养阴，生石膏与川黄连清泻心火，淡竹叶与生甘草清心火、引心火从小便出，连翘与大青叶清热解毒，赤芍与牡丹皮清热凉血，石斛与北沙参清养胃阴，藿香与滑石清热利湿。诸药合用，共奏清热泻火养阴之效。

病案3

李某，女性，64岁。2017年3月5日初诊。

患者主因反复口腔黏膜溃疡1年就诊。刻下：口腔黏膜多处溃疡，易饥饿，偶有胃灼热、口苦，尿黄。舌尖红，苔黄，脉弦滑。

中医诊断：口疮。证属胃热证。

治法：和胃消痞，清热泻火。

处方：甘草泻心汤加减。生甘草15g，法半夏9g，黄连6g，生黄芪30g，淡竹叶10g，赤芍12g，牡丹皮10g，连翘15g，生薏苡仁20g，砂仁5g，芦根15g，生地黄20g，生石膏30g，蒲公英30g，金银花12g，麦冬

15g，白及 10g，白茅根 20g。

5 剂，水煎服，日 1 剂。

二诊：药后患者口腔溃疡愈合大半，轻微烧灼痛，口苦减轻，无胃灼热，二便正常。舌尖红，苔薄黄，脉弦滑。前方续服 5 剂，水煎服，日 1 剂。

三诊：药后患者口腔溃疡均愈合，口苦消失，无明显早饿。舌淡红，苔薄黄，脉弦。上方续服 7 剂。随访 3 个月未再发作。

按：甘草泻心汤是治疗脾胃病之方。因胃虚不能调理上下，故出现上火之口腔溃疡，下寒之大便溏泄，中焦之脾胃痞满。所以用甘草泻心汤可以上治口腔溃疡，下治大便溏泄，中治脾胃胀满。如果在临床上遇到上火、下寒、中满的病症，都可以应用甘草泻心汤来进行治疗。主治：伤寒痞证，胃气虚弱，腹中雷鸣，下利，水谷不化，心下痞硬而满，干呕，心烦不得安。常用于治疗口腔糜烂、急慢性胃肠炎、狐惑病（白塞综合征）、痤疮、毛囊炎、阴道口糜烂、慢性泄泻、胃虚便秘等。甘草泻心汤在《金匮要略》中被作为治疗狐惑病的专方来使用。狐惑病类似于现代医学的白塞综合征。因病发于头面与会阴，又被称为终极综合征。然而，把甘草泻心汤作为狐惑病的专方看待，似乎仍未揭示本方主治的实质。狐惑病是以口腔及生殖黏膜损害为主症。因此，可以把本方用于治疗黏膜疾病，即甘草泻心汤是黏膜修复剂。就范围而论是针对全身黏膜而言，不仅包括口腔、咽喉、胃肠、肛门、前阴，还包括泌尿系黏膜乃至呼吸道黏膜、眼结膜等。就病变类型而言，既可以是黏膜的一般破损，又可以是充血、糜烂，也可以是溃疡。临床表现或痒，或痛，或渗出物与分泌物异常等，因其病变部位不同而表现各异。《伤寒论》中"其人下利日数十行，谷不化"，即是胃肠黏膜被下药损伤影响消化吸收所致。临床上，甘草泻心汤既可用于治疗复发型口腔溃疡、白塞综合征，也能用于治疗慢性胃炎、胃溃疡以及结肠炎、直肠溃疡、肛裂、痔疮等，结膜溃疡、阴道溃疡也能使用。不管是何处黏膜病变，均可导致患者心烦不眠，这可能与黏膜对刺激敏感有关。甘草是本方主药，有修复黏膜作用，如《伤寒论》以一味甘草治咽痛，即是咽喉部黏膜充血炎变。

（四）眩晕案

病案

许某，女性，40岁，农民。1993年9月15日初诊。

患者反复发作眩晕3年，发作时视物旋转，不能活动，双眼不敢睁开，甚至恶心呕吐，伴耳鸣、耳聋，平素时常忧郁恼怒，曾多次在卫生院及外院就诊。西医诊断为梅尼埃病，予以中、西药治疗，症状仍时轻时重。近2个月来发作频繁，故由家人扶入我院门诊求治。刻下：头晕头重，视物旋转，闭目静卧时眩晕减轻，活动睁眼则加重，甚觉天旋地转，伴恶心呕吐，耳鸣，听力下降，纳少，乏力。舌质暗，苔白腻，脉弦滑。查体：血压140/90mmHg。

中医诊断：眩晕。证属痰浊中阻，肝风夹痰上扰清窍。

西医诊断：梅尼埃病。

治法：息风化痰，兼以活血。

处方：钩藤15g，天麻8g，陈皮10g，半夏15g，茯苓15g，竹茹10g，白术10g，泽泻12g，丹参20g，石菖蒲15g，磁石（先煎）15g。

3剂，水煎服，日1剂。

二诊：自述服药2剂后眩晕即明显减轻，恶心呕吐已止，3剂后视物旋转症状消失。刻下：略感头晕，纳少无味，乏力倦怠，舌质暗，苔薄白微腻。上方去泽泻，加党参12g、砂仁（后下）3g，再用3剂。水煎服，日1剂。

三诊：药后眩晕、耳鸣等症状基本消失，纳食较前增加。再予香砂六君子丸、杞菊地黄丸调理，巩固疗效，随访半年未见复发。

按： 眩晕最早见于《黄帝内经》，《素问·至真要大论》云："诸风掉眩，皆属于肝。"而《丹溪心法》头眩中则强调"无痰则不作眩"。《景岳全书·眩运》中谓："丹溪则曰：无痰不能作眩，当以治痰为主，而兼用他药。余则曰：无虚不能作眩，当以治虚为主，而酌兼其标……"本例患者忧郁恼怒太过，肝失条达，肝气郁结，气郁化火，肝阴耗伤，风阳易动，上扰头目，发为眩晕，久病入络形成瘀血。本方天麻钩藤饮合半夏白术天麻汤加减，功用平肝潜阳、清火息风、化痰祛湿，可用于肝阳偏亢，风阳上扰而导致的眩晕。方中天麻、钩藤平肝潜阳息风、化痰止眩，半夏、陈皮健脾燥湿化痰，白术、泽泻、茯苓健脾化湿利水，竹茹镇逆止呕，丹参活血化瘀通窍，石菖蒲通阳开窍，磁石平肝潜阳、安神镇惊、聪耳明目，党参、砂仁健脾和胃。

（五）头痛案

病案

赵某，女性，46岁。2017年3月5日初诊。

患者阵发性头痛1年，常以左侧较重，曾多次诊治不愈。西医诊断为神经性头痛，间断服用止痛药物治疗。近2天来无明显诱因出现左侧头痛加重，连带前额、颈项疼痛伴有恶寒无汗，心烦，睡眠差，纳差。患者诉"近日颈项部常有紧缩感并与头痛程度有关"。舌淡，薄白苔，脉数。

中医诊断：头痛。证属寒邪阻络，太阳经脉受阻。

治法：祛寒发汗，助阳疏经。

处方：葛根汤加减。麻黄6g，葛根15g，桂枝12g，白芍12g，炙甘草9g，生姜10g，大枣10g。

5剂，水煎服，日1剂。

嘱患者热服药液，覆棉被发汗，避风寒。

二诊：服药 2 剂后自觉颈项轻松微热，周身微微汗出，头痛、颈项紧缩感明显减轻。续服 5 剂。

三诊：5 剂后头痛、颈项不适明显好转，但仍有轻微头痛，原方再服 7 剂。

1 周后头痛、颈项不适基本消失。

按：凡六淫之邪外袭上犯巅顶，邪气滞留，阻抑清阳，或内伤诸疾导致气血逆乱，瘀阻经络，脑失所养，均可发生头痛。诚如《医碥》论述头痛时说："头为清阳之分……六腑经脉之邪气上逆，皆能乱其清气，相搏击致痛……"又《素问·五脏生成》所述："是以头痛巅疾，下虚上实……"此类头痛的病机为风寒外束，太阳经输不利，即风寒之邪克于太阳经脉，气血因之滞行不畅，引起头颈部诸症。治以辛温解表、舒经为主，方剂用葛根汤。此方葛根为君药，升津液，疏筋脉；麻黄、桂枝疏散风寒，发汗解表；白芍、甘草生津养液，缓急止痛；生姜、大枣调和脾胃，鼓舞脾胃之气生发。诸药合用有发汗解表、生津疏经之功，与此例病证病机吻合，故疗效甚优。

（六）不寐案

病案 1

吴某，女性，30 岁，职工。2008 年 11 月 17 日初诊。

患者诉失眠多梦 2 个月。每日睡眠 3～4 个小时，醒后不易入睡，头沉乏力，口淡无味，饮食减少，纳食不香，时有胃脘隐痛、胀满不适，大便时稀溏，次数增多，便前腹痛。平素体弱易感冒，饮食不规律。舌淡红，苔薄白，脉沉细。

中医诊断：不寐。证属心脾两虚。

治法：健脾养心安神。

处方：党参 15g，茯苓 15g，炒白术 15g，黄芪 20g，当归 10g，茯神 15g，远志 15g，炒酸枣仁 30g，广木香 10g，肉桂 15g，生白芍 15g，桂枝 15g，五味子 10g。

7 剂，水煎服，日 1 剂。

二诊：患者症状减轻，睡眠每日 4～5 个小时，食欲好转，便前腹痛减轻，大便日 2～3 次，不成形。舌淡红，苔薄白，脉沉细。上方加炒扁豆 15g。服用 7 剂。水煎服，日 1 剂。

三诊：患者睡眠明显好转，时间延长，可达 6～7 个小时，大便成形，日 1～2 次，食欲基本正常。14 剂，水煎服，日 1 剂。续服 14 剂后诸症悉平。

按：失眠在中医称之为"不寐"，《黄帝内经》中称为"不得卧""目不瞑"。失眠的病因病机较复杂，多与七情内伤、饮食不节、劳倦过度有关。《灵枢·邪客》谓："心者，五脏六腑之大主也，精神之所舍也……"可知本病的病位多责之于心。《灵枢·本神》云："肝藏血，血舍魂……""肾藏精，精舍志……"《景岳全书》不寐中记载："无邪而不寐者，必营气之不足也，营主血，血虚则无以养心，心虚则神不守舍……"《素问·逆调论》引《下经》云："胃不和则卧不安。"因而失眠与肝胆、脾胃、肾有一定的关系。因此，杜老在临床上治疗失眠主张"从肝论治""从脾胃论治""从肾论治"。随着人们生活水平提高，聚会应酬的增多，在饮食上经常无节制，表现为：暴饮暴食、嗜食肥甘厚味，从而致使脾胃受损；或者因工作生活环境的压抑，饮食不规律，长期思虑过度致使脾胃受损，气血生化乏源，神不得养而致不寐。同时饮食不节，宿食停滞于胃肠，脾胃运化不及，壅滞不通，胃气不和亦可影响睡眠。此患者饮食不节，损伤脾胃，导致胃失和降，心神被扰，夜卧难安，故从调和脾胃方面治疗失眠。方中党参、茯苓、炒白术、黄芪益气健脾和胃；当归、白芍养血安神；茯神、远志、炒酸枣仁宁心养心安神；广木香行气化湿；肉桂、桂枝、五味子温阳健脾，调和脾胃，固涩止泻。

病案 2

毛某，女性，45 岁。2017 年 4 月 12 日初诊。

患者诉入睡困难、多梦易醒 2 个月。最近有愈演愈烈趋势，晚上几近睡不着觉。并伴有心悸健忘，神疲食少，头晕目眩，四肢乏力倦怠，腹胀便溏，面色无华，月经量多、色淡。舌淡有齿痕，苔薄白，脉细缓。1 个月前曾在地方医院就诊，西医诊断为神经衰弱，口服佐匹克隆，每晚 1 次，服药 1 周。因服药后晨起口苦难忍，故中断治疗。听朋友介绍，改来中医诊治。

中医诊断：不寐。证属心脾两虚。

治法：益气补血，健脾养心。

处方：白术 12g，党参 12g，黄芪 12g，当归 12g，炙甘草 10g，茯神 15g，远志 15g，酸枣仁 20g，木香 10g，龙眼肉 20g，生姜 3 片，大枣 4 枚。

10 剂，水煎服，日 1 剂。

二诊：药后患者自觉入睡较前容易，无多梦，肢体倦怠减轻，精神尚可，月经量减少。舌淡，苔薄白，脉细缓。续服前方 10 剂。

三诊：仍有轻度便溏，食欲欠佳。上方加砂仁 5g。继续服用 10 剂，病情基本已愈。

按：失眠属中医"不寐"范畴，此例辨证要点为睡后不久即醒，再无法入睡，此种特点一般为心血不足，无力养神，用归脾汤加减最效。这类失眠与血瘀、痰郁导致的失眠不一样。治失眠要针对不同病机用药，才能取效，切忌千篇一律。归脾汤出自《正体类要》。本方功用：益气补血，健脾养心。主治证候：心脾两虚，表现为心悸，失眠健忘，食少体倦，面色萎黄，舌淡，苔薄白，脉细；脾不统血，表现为崩漏，月经超前，量多色淡或淋漓不尽。脾为生化之源而主思，心主血脉而藏神。思虑过度，劳伤心脾，则气衰血少，心神失养。方中党参、黄芪、白术、炙甘草益气补脾；龙眼肉、茯神、酸枣仁养血宁心安神；木香理气醒脾，使补而不滞；生姜、大枣调和脾胃，以资生化。补入当归、远志二味，益增其养血宁心安神之效。诸药合用，健脾与养心并进，益气与补血相融，使气旺血生，则心悸、失眠健忘、神疲倦怠自愈。本例的病因为劳倦失调，劳倦太过伤脾，过逸少动也可致脾气虚弱，运化不健，气血生化乏源，不能上济于心，以致心神失养而失眠。脾伤则食少纳呆，生化之源不足，营血亏虚，不能上奉于心，致心神不安而失眠。结合患者平素思虑太过，导致心脾两伤，故此方尤为适宜。

（七）心悸案

病案 1

于某，女性，33 岁，农民。1987 年 12 月 18 日初诊。

自述心慌、气短 3 年，加重半年。患者自去年初开始出现心慌气短，劳累时加重。心电图提示：频发室性早搏。曾先后服用过心得安、慢心律等西药，效果不著。近半年来症状加重，不能下田劳动。刻下：心悸阵阵发作，胸闷气短，动则尤甚，眠差多梦，纳少无味，四肢怕冷。视其面色不华，精神倦怠短气。舌质暗淡，苔薄白，脉细结代。查心电图：窦性心律，心率 63 次 / 分，频发室性早搏，形成二联律，心电轴 +63°。

中医诊断：心悸。证属心阳不足，血脉瘀阻。

治法：温阳益气，化瘀通脉。

处方：桂枝甘草汤加味。桂枝 12g，炙甘草 10g，党参 15g，百合 15g，柏子仁 12g，丹参 15g，檀香 8g，苦参 12g，生龙骨（先煎）15g。

8 剂，水煎服，日 1 剂。

二诊：药后心悸、气短、胸闷等症状明显好转，精神佳，已能做较轻的体力劳动，唯有劳累后仍有气短、胸闷，纳食虽增但仍不多，大便略溏，每日 1～2 行。舌质暗淡，苔薄白，舌根腻，脉弦缓。复查心电图：窦性心动过缓，心率 58 次/分，室性早搏消失。阳气较前恢复，血脉渐通，但有夹湿之象，故前方去百合、生龙骨，加干姜 5g、茯苓 15g、白蔻仁 3g，以温阳化湿。10 剂，水煎服，日 1 剂。

三诊：药后心悸、气短等症状基本消失，纳食增加，能参加一般体力劳动。患者认为病愈，未再来诊治。

按：《伤寒论》曰："发汗过多，其人叉手自冒心，心下悸，欲得按者，桂枝甘草汤主之。"仲景原方是治疗发汗过多而致心下悸者。本例虽未大汗，但亦属心阳不足，二者病机相同，故可同治。方中桂枝入心助阳，宣通心脉；甘草补中益气，还可通经脉、利气血，二药相合，辛甘合化，具有通阳复脉之效。方中加入党参、百合、柏子仁益气养心，以助桂枝、甘草补心复脉。丹参、檀香理气活血、化瘀通脉；生龙骨重镇安神；苦参一味，现代研究表明其有抗心律失常的作用，故在辨证基础上加入本药，辨病与辨证相结合。药切病机，故能收效。

病案 2

房某，女性，48 岁，农民。1988 年 6 月 4 日初诊。

患者诉心悸气短 1 个月，活动时加重，伴有乏力倦怠，纳谷不馨，心电图显示为"室性早搏，ST-T 改变"。西药治疗 1 周症状不减。诊时症见心悸时作，动之即气短难续、动悸不已，胸闷倦怠，口干渴但饮水不多，纳少无味，神疲懒言，夜寐不安，下肢微肿，大便每日 1～2 次，略溏。心电图示：窦性心律，室性早搏，ST 段各导联均下移 0.1mm。舌质暗尖红，苔黄厚腻，脉濡细结代。

中医诊断：心悸。证属心胆气虚，痰热内扰。

治法：清热化痰，益气活血。

处方：黄连温胆汤加味。竹茹 10g，枳实 10g，陈皮 10g，清半夏 10g，茯苓 15g，黄连 5g，党参 12g，丹参 15g，木香 5g，苦参 15g，炙甘草 6g。

5 剂，水煎服，日 1 剂。

二诊：自述服药 3 剂后心悸即觉减轻，5 剂服完，心悸气短等症状明显好转，纳食较前增加，但下肢仍见浮肿。心电图示：窦性心律，室性早搏消失，ST 段下移较前亦有所改善。舌质暗，苔黄，根腻，脉细少力。继宗原法。前方茯苓改用茯苓皮 30g，加车前子（包煎）15g。5 剂，水煎服，日 1 剂。

三诊：服药 5 剂后精神转佳，心悸阵作基本消失，唯劳累后时感气短，纳食基本恢复正常，下肢浮肿明显消退，已上班工作。舌质暗，苔薄黄，脉细弦。复查心电图，未见室性早搏。前方去车前子，再投 5 剂。药后诸症消失。2 个月后复查心电图未见室性早搏。

按：本案室性早搏，中医辨证为心胆气虚，痰热内蕴上扰心神之证。治疗以清化痰热、益气活血通脉为法。方用黄连温胆汤以祛其痰湿、清其郁热为主，佐以丹参、木香理气活血、化瘀通脉；党参益气养心；苦参除有抗心律失常作用外，尚可清热燥湿。诸药合用，痰清热消，心脉通畅，心动悸、脉结代得以缓解。

（八）女子梦交案

病案

刘某，女性，18 岁。1978 年 10 月 3 日初诊。

其母代述，上初中三年级时与一同班男生很要好，家人怕影响她的学习，不同意他们过分交往。但此男生紧追不放，她虽想尽各种办法，力图摆脱他的纠缠，但总也没有摆脱开。自此心神受到损害，每日担惊受怕，精神抑郁，以后渐渐发生夜晚入眠后与之梦交，开始数日一次，以后病情加重，晚上闭目即发生。由于难于启齿，从未告诉任何人。家人发现其精神萎靡、卧床不起，经再三追问，患者才讲明真情。3个月来多方医治，曾服用中、西药，但疗效不佳。刻下：精神萎靡，面色萎黄，形体消瘦，不思饮食，大便2～3日一行。舌质淡，苔薄白，脉细弱。

中医诊断：女子梦交证。证属阴阳气血亏损，心肾不交，玉门不固。

治法：调和阴阳，安神固精。

处方：桂枝加龙骨牡蛎汤。桂枝、炙甘草各9g，白芍12g，生龙骨（先煎）、生牡蛎（先煎）各30g，生姜3片，大枣10枚。

7剂，水煎服，日1剂。

并嘱其静心寡欲，安心调养。

二诊：1周后复诊，患者精神转佳，夜能安眠，梦交偶有发生，纳食明显增加。效不更方，上方继服7剂。

三诊：自述1周来未发生梦交，精神基本恢复正常，面部也略见红色。

为巩固疗效，前方略加化裁，又服药2周，病告痊愈。

按：女子梦交一证，临床少见。本证多由房事不节，或思虑过度，阴血过耗，阴损阳浮，久乃阴阳失调。思则伤脾，劳则伤心，导致心肾不交，心神失守，肾气不足，统摄失权，终至玉门不固而梦交也。该患者年轻未婚，病前情志不遂，思虑过度，肝气郁结，久则暗耗阴血，阴损及阳，心神失守，心肾不交，玉门不固而发生本病。此时若用养阴之法，则有增寒之弊，用助阳之法，则有伤阴之害。因此治疗必先平调其阴阳，阳生则阴长，阳化则阴藏。《金匮要略·血痹虚劳病脉证并治》云："男子失精，女子梦交，桂枝加龙骨牡蛎汤主之。"用桂枝加龙骨牡蛎汤调和阴阳、安神固精，正切病机，阴阳调和，心肾交通则病愈。其中桂枝、芍药通阳固阴；甘草、生姜、大枣，和中上焦之营卫，使阳能生阴；而以安肾宁心之龙骨、牡蛎为辅阴之主。

（九）男子阴寒案

病案

穆某，男性，26 岁，某部队战士。1981 年 12 月 22 日初诊。

患者因外阴部发凉怕冷，渐近加重半年而来院就诊。自述半年前出现阴囊部发凉，当时未加注意，以后病情逐渐加重，整个外阴部均感寒冷，龟头部更甚，常以热毛巾敷之。并伴有少腹部拘急不适，畏寒怕冷，夜间排尿较多，曾在部队医院及各地医院诊治，服用过六味地黄丸、金匮肾气丸等药，效果不佳，故来我院求治。患者自述曾有遗精史。诊其舌质淡红，苔薄白，脉沉弦。

中医诊断：男子阴寒证。证属阴阳两虚，寒气凝滞。

治法：调补阴阳，和中缓急。

处方：桂枝加龙骨牡蛎汤加减。桂枝、炒白芍各 15g，炙甘草 10g，生龙骨（先煎）、生牡蛎（先煎）各 20g，大枣 6 枚，生姜 4 片。

5 剂，水煎服，日 1 剂。

二诊：药后阴部寒冷减轻，少腹拘急已不明显，但夜尿仍多。治疗继宗前法，上方加菟丝子、覆盆子各 10g，补肾缩尿。6 剂，水煎服，日 1 剂。

三诊：药后阴部寒冷明显好转，夜尿也较前显著减少，每晚 1～2 次。1 周来未发生遗精。为巩固疗效，上方再服 1 周。

药后阴部寒冷基本消失。改服金匮肾气丸调理善后，服药 2 周，诸症消失。

按：男子阴部寒冷证属杂病范畴，临床上较为多见。就其病因病机来说，多与阳气不足，寒湿凝滞有关，治疗多用温肾散寒药。然而本案患者除阴部寒冷外，尚有遗精、少腹拘急。正与《金匮要略·血痹虚劳病脉证并治》所说"夫失精家，少腹弦急，阴头寒……桂枝加龙骨牡蛎汤主之"合拍。方中桂枝、甘草同用，辛甘以化阳，交通上下阴阳之气；白芍、甘草合用，酸甘以化阴。三药相合，阴阳双调。本例重用桂枝，旨在通阳散寒；加龙骨、牡蛎重镇摄纳。阳气通则寒冷止，阴阳调则遗精、少腹拘急自愈。

（十）盗汗、自汗案

病案 1

任某，男性，61 岁，退休干部。1984 年 3 月 11 日初诊。

患者 1 个月来每于 4 时左右即开始出凉汗，随之即醒，汗出以胸部及头部为主。腰以下无汗，汗出常浸湿内衣，心中烦躁，汗后即不能入睡，汗出直至 5 时起床后方止。每日如此，痛苦异常。曾服用谷维素、维生素 B$_1$ 等西药，效果不明显。平素眠差多梦，纳差，大便时干，2～3 日一行。舌质暗淡，苔薄白，根腻，脉细弦。

中医诊断：盗汗。证属阴阳失调，营阴不固。

治法：调阴阳和营卫，佐以固涩止汗。

处方：桂枝加龙骨牡蛎汤加减。桂枝、炙甘草各 10g，白芍 12g，大枣 10 枚，煅龙骨、煅牡蛎（先煎）各 30g，生姜 3 片。

5 剂，水煎服，日 1 剂。

二诊：药后汗出较前好转，但仍感心烦、睡眠不实。上方加生山栀 5g、炒酸枣仁 15g。5 剂，水煎服，日 1 剂。

三诊：汗出明显减少，夜间虽有汗出，但汗出一会儿即止。且汗出未湿及内衣，心烦、眠差也较前明显减轻。治疗仍宗上方加减。

治疗半个月，盗汗、心烦等症消失。

按：盗汗一证，临床上多责之阴虚，然而阳虚者亦并不少见。本案患者为老年男性，盗汗属阴阳失调，营卫不固。此证虽与张仲景所说"男子失精、女子梦交……"之证不同，然而汗为心之液，汗又为津液所化生，血与津液又同出一源，故有"血汗同源"之说，精与血又可互相转化。因此，失精、亡血、夺汗，其表现虽然不同，而机理则一，失之太过，均可导致阴损及阳、阴阳两虚。治疗与失精、梦交相同，均用桂枝加龙骨牡蛎汤，异病同治。用桂枝调阴阳和营卫，龙骨、牡蛎煅用，重镇收敛、固涩止汗。阳能固涩，阴能内守，则汗不外泄，盗汗自愈。桂枝加龙骨牡蛎汤出自《金匮要略·血痹虚劳病脉证并治》，"夫失精家，少腹弦急，阴头寒，目眩，发落，脉极虚芤迟，为清谷、亡血、失精。脉得诸芤动而微紧，男子失精，女子梦交，桂枝加龙骨牡蛎汤主之。"其具有调阴阳和营卫、潜镇摄纳的作用。后世医家应用甚广，疗效颇佳。

病案 2

周某，女性，40 岁，务农。2017 年 3 月 18 日初诊。

患者主因反复咳嗽、汗出 1 月余，加重 2 天来诊，患者 1 月余前因受凉出现咳嗽、发热，于当地卫生院输"头孢""清开灵"等药物，1 周后发热好转，仍兼咳嗽，伴自汗出，动辄加重，心悸，夜眠差，故来诊。刻下：咳嗽，咯白色泡沫痰，汗出如珠，畏寒，寐差。舌质胖大，边有齿痕，苔白，脉缓弱。

中医诊断：自汗。证属营卫不和，脾气亏虚。

治法：调和营卫。

处方：桂枝加龙骨牡蛎汤化裁。桂枝 12g，白芍 15g，生姜 6g，大枣 15g，炙甘草 6g，煅龙骨（先煎）30g，煅牡蛎（先煎）30g，炒白术 15g，防风 10g。

5 剂，水煎服，日 1 剂。

二诊：服药 3 剂后，身得微微热汗出，以后即汗出大减。咳嗽、畏寒等症状稍减轻，眠安。继续守方服 7 剂。

随访半年未见复发。

按：汗证是指因阴阳失调、营卫不和、腠理开阖不利而引起汗液外泄的病证。临床上将汗证分为肺卫不固、营卫不和、阴虚火旺、气阴两虚等证型，临床上肺卫不固、营卫不和最为常见，其次则是阴虚火旺型。阴虚火旺证型多表现为一派热象，如汗出如油、舌红苔少等。本案中患者热象不明显，可以排除阴虚火旺。《素问·阴阳应象大论》曰："阴在内，阳之守也；阳在外，阴之使也。"指营阴行于内，卫阳行于外，营卫调和则玄府开阖有度，汗液受到节制。桂枝汤本方原为营弱卫强，脾阳不振，不能令汗出肌腠而设。因此以桂枝汤为基础，从调和营卫入手是治疗本例的基本思路。桂枝加龙骨牡蛎汤本是治疗"男子失精，女子梦交"的方剂，近代经方名家曹颖甫曰："此方不惟治遗精，并能治盗汗。""盗汗"虽一般解为睡梦中汗出，根据出汗的机理可以分析，若营卫不调、玄府开阖失度也可发生"自汗"。在本案中便用以治疗营卫不和的汗证。其中桂枝、生姜辛甘发散以振奋脾阳，使得卫气发出肌腠，运行肤表；白芍酸甘入阴，营气和不贸然溢出。卫气固守，腠理紧则营阴和，营卫调和，阴平阳秘，则汗可止也。《金匮要略论注》曰：桂枝、芍药，通阳固阴；甘草、姜、枣，和中上焦之营卫，使阳能生阴，而以安肾宁心之龙骨、牡蛎为辅阴之主。故用桂枝汤，以和营卫二气，加龙骨、牡蛎以收外浮之阳，故盗汗可止。若营卫未和，如果只一味用收敛药，如浮小麦、麻黄根、糯稻根，可能效果并不理想。

（十一）绝经前后诸证案

病案

毛某，女性，49岁。2017年4月20日初诊。

患者平素头痛失眠，易出汗，腰膝酸软，五心烦热，时而盗汗，两目干涩，纳差，经少。舌红，苔少，脉弦细。2周前曾服坤宝丸治疗。服药后略有好转，但效果不明显。听闻中药煎剂易搭配，故来就诊。

中医诊断：绝经前后诸证。证属阴虚火旺，神明受扰。

治法：滋阴降火，镇静安神。

处方：知柏地黄汤加减。知母9g，黄柏9g，熟地黄12g，泽泻10g，山药12g，牡丹皮9g，茯苓9g，浮小麦30g，夜交藤20g，五味子10g，川芎9g，生龙骨（先煎）、生牡蛎（先煎）各30g。

7剂，水煎服，日1剂。

二诊：头痛失眠、腰膝酸软、易出汗症状有所减轻，两目干涩，五心烦热症状仍旧。舌红，苔薄黄，脉细数。上方加麦冬15g、菊花12g、枸杞子15g。7剂，水煎服，日1剂。

三诊：头痛失眠、腰膝酸软、易出汗、五心烦热、纳差、两目干涩症状均好转。舌质红，苔薄黄，脉弦。嘱患者原方继续服用14剂。并每日饮菊花茶，用热气蒸双目。

之后随访，诸症改善明显。

按：更年期综合征相当于中医的绝经前后诸证，好发于45～55岁的妇女，标志着她们向老年阶段过渡，此段时间各种社会、家庭等因素对妇女的身心健康容易造成巨大的伤害，比如失业、人际关系等。中医对更年期综合征的认识较早，《素问·上古天真论》谓："七七任脉虚，太冲脉衰少，天癸竭，地道不通，故形坏而无子也。"肾气的盛衰，影响着妇女的月经、生长、孕育与衰老。肾气随着年龄的增长而日渐衰竭，从而冲任亏损，天癸渐竭，肾之阴阳失调。因肾阴肾阳是机体阴阳之根，故一旦出现不足，必致全身脏腑经络失于滋养和温煦而致功能失调，故"肾虚"为该病之本。此患者刚过"七七"之年，任脉正虚，天癸将竭，此时脏腑均有偏衰，其中以肾为先，肾虚则腰膝酸软，肾阴亏虚则五心烦热、盗汗，虚阳上浮则面热易汗。水不涵木，肝阳上亢，则头痛、烦躁。目失濡养则干涩，肝火扰心则失眠不安。本方加生龙骨、生牡蛎敛汗，配伍川芎潜阳止头痛。二诊两目干涩，五心烦热症状仍存，主要因阴虚火旺，故加麦冬、菊花、枸杞子生津止渴、填补肾阴。妇女年近五旬肾气渐衰，冲任亏虚，精血不足，脏腑失于濡养，阴阳偏盛偏衰，故而出现各种症状。通过治疗，减轻症状，缩短病程，调整患者内分泌功能，改善机体内外环境，最终达到阴阳平衡，内外调和，从而缓解更年期综合征的各种症状，使其达到新的良性动态平衡。《素问·四气调神大论》："不治已病，治未病，不治已乱，治未乱……"未病先治，既病防乱，充分体现中医学的预防思想。因此，在临床实践中可以根据各人的实际情况，适当给予补肾的药物进行调理，同时强调要调情志、节嗜欲、适劳逸、慎起居，帮助其顺利渡过更年期。

（十二）热入血室案

病案1

刘某，女性，15岁，学生。1983年1月13日初诊。

患者3天来烦躁不安，胡言乱语，夜间不能入睡。询问病史：1周来患感冒，发热、恶寒、咳嗽。6天前来月经，当夜曾做噩梦，随即精神失常，时而乱语，时而悲哭，不思饮食。白天精神尚好，夜晚则加重，彻夜不眠，病情日趋严重。曾在内科急诊室观察治疗1天，经用镇静剂未见好转。故来中医门诊求治。诊视患者：面色发黄，双目紧闭不欲睁，口中时而喊叫，时而自语。月经虽已4天，但量仍多，色深红有块，少腹时有疼痛。二便尚调。舌质淡，苔根腻微黄，脉弦细。患者素体健康，家族无精神病史。

中医诊断：热入血室，上扰神明。

治法：清热透邪，镇惊安神。

处方：柴胡 10g，黄芩 10g，法半夏 12g，炙甘草 10g，大枣 10g，生姜 3 片，党参 12g，合欢皮 12g，远志 10g，牡丹皮 10g，木香 6g，生龙骨（先煎）、生牡蛎（先煎）各 15g。

3 剂，水煎服，日 1 剂。

二诊：服上方 1 剂后，乱语消失，3 剂服完，精神基本复常，夜间已能入睡，纳食增加，经量减少。前方减生姜、大枣，加侧柏叶 10g、墨旱莲 20g，以凉血止血。3 剂，水煎服，日 1 剂。

三诊：药后精神完全恢复，月经已净，纳食正常，唯偶感两胁不舒。以小柴胡汤加延胡索 6g、川楝子 12g，并予舒肝和胃丸调理，1 周而愈。

追访 3 个月，未见复发。

按："热入血室"系指妇女月经适来或适断而感受外邪，或热病期中月经来潮，邪热乘虚陷入血室，与血相搏结所致的病证。其症为往来寒热，如疟状，胸胁下硬满或疼痛，或少腹硬痛；白天神志清楚，夜晚胡言乱语、神志异常等；月经或多或少，或中途停止，或不当至而至。本例患者感冒之后，适值月经来潮，随之精神不好，昼轻夜重。细考其证，正与《金匮要略·妇人杂病脉证并治》中所说"妇人伤寒发热，经水适来，昼日明了，暮则谵语，如见鬼状者，此为热入血室"之证相同。因为患者感冒未愈，月经来潮，血室空虚，邪热乘机内陷，与血相搏，而成为热入血室之证。心主血，血热上扰神明，故烦躁不安，胡言乱语，夜不能眠；病在血分，所以白天神志较好，入夜加重；热迫血行，故月经量多、色深红。治以小柴胡汤方，从少阳和解，从厥阴透邪；加龙骨、牡蛎镇惊安神；牡丹皮清热凉血；远志、合欢皮交通心肾、宁心安神；木香行气健脾。本方功用以和解透达为主，清热安神为辅，一面透邪外出，一面兼以扶正；使之能鼓邪外出，邪去而正安。故服药 3 剂后，精神即明显好转，随后又加用凉血止血药，月经干净，诸症均除。

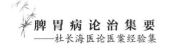

病案 2

张某，女性，30 岁，工人。1982 年 12 月 10 日就诊。

患者感冒 4 天，发热，咳嗽，肢体酸痛。月经刚过 1 周，于昨日又来，量多色红，时夹有黑血块，并伴有少腹疼痛，口干思饮，心烦胸闷，不欲进食。舌尖边红，苔薄微黄，脉弦细略数。

中医诊断：邪侵少阳，热入血室，迫血妄行。

治法：和解少阳，清热凉血。

处方：柴胡 10g，黄芩 9g，党参 10g，法半夏 10g，炙甘草 10g，牡丹皮 10g，藕节 12g，前胡 10g，桔梗 10g。

3 剂，水煎服，日 1 剂。

1 周后，患者来门诊陪别人看病，问其病情，述说服药 2 剂后，月经即止，3 剂服完，诸症悉愈。

按：患者既往月经规律，末次月经于 12 月 4 日干净，因感冒发热而使月经 1 周后又至，且量多夹有血块。根据病史，类似《金匮要略·妇人杂病脉证并治》中所说"阳明病，下血谵语者，此为热入血室"之证。从程度上看，较之书中所述为轻，因本例未见谵语。从《金匮要略》的论述中可知，妇人患外感病，如果邪热太重，虽不值经期，亦可陷入血室，出现下血、谵语等里热熏蒸，迫血妄行之证，不必拘于经水适来与适断。此患者正是由于邪热侵及血室，使血室不藏，故经期未至而先行。邪入少阳，故心烦胸闷、口干不欲食。因此，辨证为邪侵少阳，热入血室，迫血妄行。治宜和解少阳，清热凉血。方用小柴胡汤清解内陷之热，使邪从少阳枢转外出；加牡丹皮、藕节凉血止血；桔梗、前胡宣肺止咳。药证相符，故收效较速。

（十三）乳蛾案

病案

赵某，女性，29 岁。2017 年 4 月 3 日初诊。

患者平素体健，爱食用辛辣食物，2017 年 4 月 1 日突发发热恶寒，咽痛较剧，头痛，周身酸痛，体温 38.0℃，在镇卫生院诊断为急性扁桃体炎，经肌注抗生素及口服药物治疗 2 天无效，今日来诊。刻下：发热头痛，咽痛口渴，大便不通。双侧扁桃体 2 度肿大，可见白色脓点。舌质红，苔黄，脉浮数。血常规：中性粒细胞 0.86。

中医诊断；乳蛾。证属风热上犯肺胃。

治法：疏风清热，泻火解毒。

处方：牛蒡子 10g，板蓝根 12g，黄芩 9g，黄连 9g，生大黄 6g，桔梗 10g，荆芥 10g，芦根 12g，金银花 15g，连翘 12g，甘草 6g，薄荷（后下）10g。

3 剂，水煎服，日 1 剂。

二诊：咽痛，头痛好转，大便已通，体温 37.6℃，双侧扁桃体红肿渐消，舌质红，苔黄，脉浮数。上方去荆芥，加玄参 10g、麦冬 10g。3 剂，水煎服，日 1 剂。

三诊：咽痛、头痛基本消失，热退，体温 36.8℃，双侧扁桃体肿大已消。但诉口咽干燥。舌红，苔黄，少津，脉浮。现热毒已去，津液未复，以养阴生津清热为主。处方：生地黄 15g，金银花 15g，连翘 12g，黄芩 9g，石斛 10g，麦冬 10g，桔梗 10g，芦根 12g，玄参 10g。4 剂。服药后患者诸症悉愈。

按：中医早有对扁桃体炎的记载，称之为"乳蛾"。西医的急性扁桃体炎相当于中医的"风热乳蛾"，慢性扁桃体炎相当于"虚火乳蛾"。中医学认为风热乳蛾多因气候骤变，寒热失调，肺卫不固，致风热邪毒乘虚从口鼻而入侵喉核，或因过度饮酒等，导致脾胃蕴热，或因外感风热失治，邪毒乘机内传肺胃，上灼喉核，发为本病。虚火乳蛾多因风热乳蛾或温病之后余毒未清，邪热耗伤肺阴，或因素体阴虚，加之劳倦过度，肾阴亏损，虚火上炎，熏蒸喉核，发为本病。在辨治总则上，急性发作、初起有表证者，宜辛凉解表，配合清热解毒法。如高热烦渴，肺胃火盛者，宜清肺胃之火配以利咽解毒之剂。若里热盛而大便不通者，宜泻下之法，釜底抽薪。慢性期则宜扶正祛邪，清养肺肾之阴，辅以活血消肿之药。患者平素喜食辛辣之品，易胃肠郁热，又因感受风热之邪气，导致发热、头痛、恶寒之症。热毒灼伤肺胃，阴津受伤则发热、口干、舌红苔黄等，热毒上攻咽喉，则咽喉红肿化脓，肺津伤则大便秘结。治则须疏风解表、清泻热毒。方选普济消毒饮加减。方中荆芥、薄荷、牛蒡子疏风散邪；金银花、连翘、板蓝根清热解毒；芦根滋阴降火；桔梗、甘草利咽消肿排脓；大黄泻下火毒。此方解表清里、解毒利咽。杜老认为热病之后必伤其阴，故根据临床表现，辅以养阴生津之品，以固疗效。

（十四）鼻鼽案

病案

王某，男性，30岁，程序员。2016年9月21日初诊。

患者诉近1年易感风寒，遇冷则嚏声不断，鼻流清涕，鼻塞，头晕头痛，汗出恶风，加重2月余，夏日亦须避空调冷气。刻下：鼻塞咽痒，头晕头痛，汗出恶风。眠差，二便调。舌淡，苔薄白，脉浮数。

中医诊断：鼻鼽。证属营卫不和。

治法：调和营卫。

处方：桂枝汤加减。桂枝10g，芍药10g，生姜6g，大枣10g，炙甘草5g，细辛5g，白芷10g。

7剂，水煎服，日1剂。

二诊：药后症状明显缓解，汗出恶风缓解尤甚，嘱上方续服14剂。

随诊1月余，诸症未复发。嘱避风寒，适寒暑，调和饮食，适当运动。

按：本病当为过敏性鼻炎，在临床愈发多见，患者症状主要是阵发性喷嚏、清水样鼻涕、鼻塞和鼻痒，西医学认为与机体接触过敏原有关，在致敏原（如冷空气、螨虫、花粉等）刺激下出现病情反复或程度加重。过敏性鼻炎相当于中医学"鼻鼽"范畴，一般认为本病根源还是在于机体卫外功能失调，即腠理开泄失度；病因病机多为风寒侵袭卫表尤其鼻窍，阳气失于温煦，肺卫之气失调出现喷嚏、流涕等症状；治疗上以发散风寒、调营卫、通鼻窍为主。本案中，患者年轻体壮，反复易感风寒，考虑营卫不和而非表气虚，治以桂枝汤加减。本例证属腠理不固，风寒外袭，营卫不和。治宜辛温解肌，调和营卫。《伤寒论》曰："太阳中风，阳浮而阴弱。阳浮者，热自发；阴弱者，汗自出。啬啬恶寒，淅淅恶风，翕翕发热，鼻鸣干呕者，桂枝汤主之。"指出了太阳中风病机属"阳浮而阴弱"，营卫不和所致恶寒汗出。方中桂枝散寒解肌为君；芍药敛阴和营为臣；生姜助桂枝解肌祛表邪，大枣助芍药温中和营，并为佐药；甘草益气和中，调和诸药为使。配合成方，共奏解肌发汗、调和营卫之功，同时考虑到患者由于鼻塞流涕等导致的头痛、眠差等，加用白芷、细辛以加强解表散寒功效并通鼻窍，缓解痛苦。现代药理研究亦表明，桂枝汤具有调节机体免疫功能的作用。对于过敏性疾病，中医药能发挥独特优势，我们在临床上见到过敏性鼻炎患者如存在表寒重兼阳虚甚者，如手脚冷汗、小便清长等，可酌情加用麻黄、附子，即桂枝汤、麻黄附子细辛汤合用，增加发散风寒、温煦阳气的功效。

（十五）胸痹案

病案

刘某，女性，55 岁，退休工人。2006 年 3 月 23 日初诊。

患者自诉十余年间无规律胸闷发作，休息后缓解。近半月无明显诱因加重。此次发作时胸闷不舒，心前区闷痛，自服速效救心丸 10 粒无缓解，大量活动后心前区疼痛加剧。急诊就诊后查心电图、心肌酶谱均未见明显异常。刻下：头晕乏力，胸闷心悸时作，入睡困难，多梦易醒。纳差，二便可。舌暗，苔白腻，脉缓。

中医诊断：胸痹。证属痰阻心脉。

治法：理气化痰，宽胸散结。

处方：瓜蒌薤白半夏汤加味。瓜蒌 30g，薤白 12g，法半夏 10g，丹参 10g，檀香 6g。

7 剂，水煎服，日 1 剂。

二诊：药后患者头晕、乏力、胸闷减轻，眠差，纳可，二便可。舌暗，苔薄白，脉缓。上方加石菖蒲 10g。7 剂，水煎服，日 1 剂。

三诊：诉头晕、乏力明显缓解，未再出现胸闷、胸痛，睡眠改善。效不更方，前方续服 10 剂，巩固疗效。嘱避风寒，适寒暑，适当体力活动，避免劳累。

1 月余后随诊，诉未再发生头晕、乏力、胸闷，眠可。

按：从患者症状上看，属胸痹范畴，心电图及心肌酶谱未见异常，可暂除外真心痛即急性心肌梗死。胸痹不仅包括西医学中的冠心病、心绞痛，还包括肺心病、风心病、心脏神经官能症等症见胸闷、心悸等表现的疾病。根据患者临床表现的不同，可以将病因病机归纳为气、血、痰、瘀、虚等不同，中医均可辨证施治。其中痰浊瘀阻心脉时，可见胸闷不舒、头晕乏力，可并见舌质暗或见瘀点、瘀斑，苔白腻或厚腻，脉细或缓。治疗当以理气化痰、宽胸散结为法。中医认为，痰浊既可以是病因，又可以是病理产物。在胸痹证中，可以是造成胸闷不舒的原因，又可以因为阻滞气机导致痰浊心脉加重。因此，辨证为痰浊瘀阻心脉者应该以理气化痰为先。又由于痰多变证，实际选方有多种思路。通过本例患者的症状描述我们可以看出此为实证，当以祛邪为主，即理气化痰为先。瓜蒌薤白半夏汤出自《金匮要略·胸痹心痛短气病脉证治》，"胸痹不得卧，心痛彻背者，栝楼薤白半夏汤主之。"《绛雪园古方选注》中分析瓜蒌薤白半夏汤"君以薤白，滑利通阳；臣以栝楼实，润下通阻；佐以白酒熟谷之气，上行药性，助其通经活络而痹自开。而结中焦而为心痛彻背者，但当加半夏一味，和胃而通阴阳。"阳气本属滑利之气，因痰浊阻滞而困顿不行，心胸之气不畅则满闷不舒，治以瓜蒌、薤白通阳理气；半夏宽胸散结，助化痰之力；丹参、檀香配合，行气止痛消瘀。复诊知患者睡眠改善不佳，配合石菖蒲安神化痰。随访可知此方奏效，推知辨证切中病机。